心理专著系列丛书

打开心结的钥匙

（成人册）

陈　耀　王永柏　陈春武　主编

辽宁科学技术出版社
·沈阳·

图书在版编目（CIP）数据

打开心结的钥匙．成人册／陈耀，王永柏，陈春武主编．—沈阳：辽宁科学技术出版社，2017.7
（心理专著系列丛书）
ISBN 978-7-5591-0276-8

Ⅰ．①打…　Ⅱ．①陈…　②王…　③陈…　Ⅲ．①精神障碍—防治　Ⅳ．①R749

中国版本图书馆CIP数据核字（2017）第131304号

出版发行：辽宁科学技术出版社
（地址：沈阳市和平区十一纬路25号　邮编：110003）
印 刷 者：虎彩印艺股份有限公司
经 销 者：各地新华书店
幅面尺寸：142 mm × 206 mm
印　　张：4
字　　数：100千字
出版时间：2017年7月第1版
印刷时间：2017年7月第1次印刷
责任编辑：寿亚荷
封面设计：刘冰宇
版式设计：袁　舒
责任校对：王春茹

书　　号：ISBN 978-7-5591-0276-8
定　　价：58.00元

联系电话：024-23284370
邮购热线：024-23284502
E-mail：syh324115@126.com

编委会

主　审　郑　毅

主　编　陈　耀　王永柏　陈春武

编　委　郑　毅　首都医科大学附属北京安定医院　副院长　教授　博士研究生导师

陈　耀　沈阳市精神卫生中心　院长　副书记　主任医师

栾　燕　沈阳市精神卫生中心　书记　副院长　主任技师　硕士

王秀珍　沈阳市精神卫生中心　副院长　主任医师　教授

陈春武　沈阳市精神卫生中心　副院长　主任医师　教授

王永柏　沈阳市精神卫生中心　儿童心理科主任　主任医师　教授

王正大　沈阳市精神医学与心理卫生重点实验室　主任　研究员　博士

赵喜润　沈阳市精神医学与心理卫生重点实验室　研究员　硕士

黄晓艳　沈阳市精神卫生中心　科教科科长　主任医师　硕士

张　昌　沈阳市精神卫生中心　儿童心理科　副主任医师　硕士

杨　丹　沈阳市精神卫生中心　儿童心理科　主治医师
李　柳　沈阳市精神卫生中心　儿童心理科　主治医师
杨　妍　沈阳市精神卫生中心　儿童心理科　主治医师
许　颖　沈阳市精神卫生中心　儿童心理科　护士长
梁　虎　中国医科大学附属盛京医院　康复中心　主管技师

作者简介

陈耀 现任沈阳市精神卫生中心院长，副书记、主任医师，本科学历。

1987年毕业于锦州医学院医疗专业，先后在沈阳市第七人民医院、沈阳市中医院，分别任医师、主任、副院长、党委书记等职务。

陈耀是辽宁省细胞生物学学会常务理事、辽宁省中西医结合学会泌尿外科学分会副主任委员、辽宁省医学会泌尿外科学分会委员、辽宁省医学会男科学分会委员、沈阳市医师协会泌尿外科医师分会副主任委员、沈阳市心理咨询师协会理事、沈阳医学会医疗事故技术鉴定专家库成员。

陈耀担任沈阳市精神卫生中心院长后，按照“安全、稳定、和谐、发展”的工作方针，强化医院管理，加快人才培养和引进，鼓励科技创新，积极推进医院的基本建设，充分发挥医院的公共卫生职能，不断提高医院医疗质量和服务水平，使精神卫生中心的各项工作走上了协调、稳定、可持续的发展道路。他用高度的事业心和责任感以及务实的工作作风，带领医院职工实现了医院发展的历史性跨越，为将医院建设成服务沈阳、辐射辽宁、东北领先、国内一流的精神卫生专科医院奠定了坚实基础。

CONTENTS 目录

第一章

节假日综合征

典型案例

年轻漂亮的小萍（化名）去年刚参加工作，初生牛犊不怕虎，工作既努力又有创意，甚得领导喜欢。春节到了，小萍揣着自己赚的钱，一连几天，她像赶场一样，和在同城工作的同学朋友聚在一起畅谈“新生活”。要么通宵麻将、K歌；要么通宵打电脑游戏，还买来许多酒肉零食，在租来的房子里狂欢畅饮。马上就要返工了，小萍浑身无力，头痛欲裂。赖在床上不想动。小萍带着困惑走进了沈阳市精神卫生中心心理咨询门诊，医生告诉她，这就是“节假日综合征”的典型表现。

概念

所谓节假日综合征就是人们在大假之后，特别是春节黄金周和国庆黄金周后出现的各种生理或心理的表现。生活中很多人都有这样的体验：在长假后的两三天里感觉厌倦，提不起精神，上班的工作效率低，甚至有不明原因的恶心、眩晕、肠道反应、神经性厌食、焦虑、神经衰弱等；老人难以适应突然恢复的清静日子；孩子无法安心为即将开始的学习做准备。因此，节后综合征也叫富贵症。

原因

1. 从心理学角度上讲，在高度紧张的工作状态下，人的大脑中枢会建立起一套高度紧张的思维运作模式。如果一下子从高度紧张的状态中停下来，原来那种适应紧张节奏的心理模式便会突然失去对象物，这时，平日总在超时工作、觉得没有个人时间的人们，面对宽松的环境反而感到不适应。

2. 这种心理失调，其实也是一种提示信号，平日的工作及生活方式并不利于身心健康，长此以往，很可能因工作紧张、压力过大而引发各类身心疾病，甚至导致“职业倦怠”等不良心理反应。此时的长假，正是过滤已有的工作方式，尝试另一种生活心态的时机。亲身体会“有张有弛”的生活方式，学会合理安排工作与生活，给疲惫的大脑和身体以不同于平时的新鲜刺激，充电的感觉会让过度消耗的精神和心灵放一个真正的假期。

3. 之所以出现此类综合征，其根本原因在于长假期间，人们娱乐玩耍或外出旅游、走亲探友，休息的时间反而比平常上班时还少，作息时间和规律被打乱，扰乱了生物钟；加之节日期间饮食无规律，不少人还烟酒无度，暴饮暴食，造成营养搭配不均，身体各器官超负荷运转，引起功能紊乱，尽管还没有达到发病的地步，但已经让人体感到不适了。长假结束，一旦回到紧张的工作环境中，就容易身心失衡，出现各种亚健康症状，还容易诱发各种疾病。

常见表现

1. 睡眠障碍

一连几天的长假结束，许多人都可能会有以下一两种体验：假期结束前的一两晚，想到节日过完马上就要上班，突然感到心神不定，或是失眠、胡思乱想，无法入睡；脑海里还在回放着节日里和亲朋好友们尽情欢聚的情景，放纵的心情怎么也收不回来。

2. 心理失调

一些心理脆弱或身心过度疲劳者还可能出现以下情况：外出旅行途中失眠、胸闷、精神紧张等，长时间乘坐飞机、火车、汽车、轮船等而突然产生幻觉等（在拥挤、嘈杂的封闭环境下更易出现）。这是在旅行途中发生的急性短暂精神病性障碍，其临床表现主要为意识障碍、片段妄想、幻觉或行为紊乱，回家后这些感觉可能重现。

3. 节后抑郁

有些人会因从节日的玩乐中突然回到平静而出现情绪低落、胸闷、心中空空等抑郁现象。通俗地说，这是因为人们不能“收心”，无法学会自我调节以适应原有的平静状态。要预防这种现象，就要注意心理的平稳过渡，节后及时“找事干”，避免突然“急刹车”。如果条件允许，采用想象放松法也可达到较好的调适效果。

4. 进食障碍等

节后两三天里总是感到厌倦，没有胃口，食欲下降，提不起精神，上班的工作效率低，出现失落、烦躁不安等不良情绪；有不明原因的恶心、晕眩、肠胃不适、皮肤过敏、神经性厌食、神经衰弱等反应……

应对策略

针对这种“节假日综合征”，以下六招为有效的调整方法。

1. 补充睡眠

合理安排起居，让自己的生活有规律，常言说“早睡早起身体好”还是很有道理的，尤其是老年人，机体调节功能减退，节日期间更要注意保持良好的生活规律。连着几天做夜猫，一下子早睡早起很难。适当的做法是，在中午睡上一个多小时，晚上可提前一两个小时入睡，如在晚上 9 点半洗漱，10 点入睡。第二天坚持在同一时间起床，或稍微晚起床半个小时作为过渡，以便给身体一个缓冲期，消除疲劳，恢复体力。为保证睡眠质量，晚饭不要吃得过迟，睡前不要再吃东西。睡觉前可用热水泡泡脚。不要多喝水，但可以喝些牛奶。

2. 及时清理肠胃

节日里吃得丰富，长假后要注意调整饮食结构，也不要吃得过于油腻，以免对肠胃造成更大的负担。定时饮食，多喝茶，多吃水果，多吃新鲜的绿叶蔬菜、稀饭、面条汤、疙瘩汤、咸菜等“清火”食品，还可适当吃一些健胃消食片或山楂片，尽量吃清淡一点的饭菜，让已经“不堪重负”的胃肠得到休息。节后因为身体的不适，会对胃口产生一定的影响。在工作餐中一定要按时吃饭，多饮水。

3. 调整自己的状态

尽快停止各种应酬，试着缓和亢奋的神经，把自己的心理调整到工作状态上，让思维恢复到平时那种紧张的运作模式中。假期的最后一天在家好好休息，上班前夕不去参加聚会等容易让人兴奋的活动。可以给朋友打个电话聊聊天，转移一下自己的注意力。上班后要尽早收心，加强自我调节。把假期的照片收起来，尽快使心态恢复到节前。可写一张便签式的备忘录，将未尽事宜和上班后头几天要办的事情罗列其上，做到心里踏实，一目了然。

4. 茶水和水果降火

有些人旅游归来最普遍的现象是口干舌苦、食欲不振，还有的人眼睛发红、牙痛、口腔溃疡、嘴角起疱疹等，可以准备多喝茶水、吃水果，能够调整情绪，保持心情舒畅，不急不躁，也可以让“内火”慢慢降下来。

5. 睡前泡脚

睡前用热水洗脚，按摩脚心、足趾对疏通经络、调整脏腑、促进血液循环、增强新陈代谢有重要医疗效能，尤其是对神经衰弱、失眠、头痛等症均有疗效或辅助治疗作用。

6. 休闲放松调整身心

每天工作一段时间后，可通过闭目养神、聆听舒缓一些的轻音乐、读书阅报等方式调整身心。按摩、散步、减压，对付睡眠紊乱和疲劳。可轻轻按摩头部、散步闲逛或做其他小事分分心，听听音乐等；心理疲劳则由过节压力感造成，应设法减轻心理压力。上班前可以洗个澡，使毛细血管扩张，有效消除疲劳。

总之，只要我们充分认识，有效应对，节后综合征就会远离我们。当然，如果节后出现严重抑郁、焦虑、强迫、恐惧、睡眠障碍等问题，建议及早到专科心理门诊咨询就诊，切勿讳疾忌医，延误最佳治疗时机。

第二章

离退休综合征

典型案例

冯先生，61岁，干部。去年末刚从领导岗位上退休，其儿子反映平时做事雷厉风行的父亲今年初开始萎靡不振、意志消沉和情绪低下，表现为坐卧不安，行为重复，往返犹豫不决，整日不知做什么好，有时还会出现强迫性定向行走。由于注意力不能集中，常做错事。冯先生性格变化明显，容易急躁和发脾气，对什么都不满意，多疑，当听到他人议论工作时常会烦躁不安，猜疑其有意刺激自己。平素颇有修养的他，有时候也会一反常态而不能客观地评价外界事物，常有偏见。近一周失眠、多梦、心悸。冯先生在儿子陪同下来到了心理门诊，医生仔细询问情况后，确定冯先生是典型的离退休综合征。

概念

所谓离退休综合征是指老年人由于离退休后不能适应新的社会角色、生活环境和生活方式的变化而出现的焦虑、抑郁、悲哀、恐惧等消极情绪，或因此产生偏离常态的行为的一种适应性的心理障碍，这种心理障碍往往还会引发其他生理疾病、影响身体健康。离休和退休是生活中的一次重大变动，由此，当事者在生活内容、生活节奏、社会地位、人际交往等各个方面都会发生很大变化。由于适应不了环境的突然改变而出现情绪上的消沉和偏离常态的行为，甚至引起疾病，即所谓“离退休综合征”。

上述疾病的发生，主要是一些人从几十年有规律和有节奏感、责任感的在职生活，变成无约束的自由支配时间的退休生活，而产生的孤独、寂寞、空虚、焦虑或忧愁等心理的或生理的综合征。其根本原因在于没有从根本上认识退休以及退休后应干点什么好。

退休是人生命发展的自然规律，因为这时人的生理机能开始衰退，体力和智力都明显不及过去，许多疾病已经或正在产生，故到了法定年龄，理当高高兴兴地退休。退休后也绝不是无事可做，应根据自己的体力、精力情况，确立一个目标，订出一个计划，或继续关心过去所从事的事业，出主意，当参谋；或系统总结自己的经验，著书立说，写回忆录；或参加各种协会，继续进行科学研究和技术咨询工作。

表现与特征

1. 无用感

在离退休前，一些人事业有成，受人尊敬，掌声、喝彩、赞扬不断，一旦退休，一切化为乌有，退休成了“失败”，由有用转为无用，如此反差，老年人心理上便会产生巨大的失落感。

2. 无助感

离退休后，老年人离开了原有的社会圈子，社交范围狭窄了，朋友变少了，孤独感油然而生，要适应新的生活模式往往使老年人感到不安、无助和无所适从。

3. 无力感

许多老人不愿离开工作岗位，认为自己还有工作能力，但是社会要新陈代谢，必须让位给年轻一代，离退休对于老年人实际是一种牺牲。面对 " 岁月不饶人 " 的现实，老年人常感无奈和无力。

4. 无望感

无用感、无助感和无力感都容易导致离退休后的老人产生无望感，对于未来感到失望甚至绝望。加上身体的逐渐老化，疾病的不断增多，有的老年人简直觉得已经走到生命的尽头，油干灯灭了。

当然，并非每一个离退休的老人都会出现以上情形，离退休综合征形成的因素是比较复杂的，它与每个人的个性特点、生活形态和人生观有着密切的关系。

社会心理因素

1. 个人爱好

退休前除工作之外无特殊爱好的人容易发生心理障碍，这些人退休后失去了精神寄托，生活变得枯燥乏味、缺乏情趣、阴暗抑郁。而那些退休前就有广泛爱好的老年人则不同，工作重担卸下后，他们反而可以充分享受闲暇爱好所带来的生活乐趣，有滋有味，不亦乐乎，自然不易出现心理异常。

2. 个性特点

平素工作繁忙、事业心强、好胜而善于争辩、严谨和固执的人易患离退休综合征，因为他们过去每天都紧张忙碌，突然变得无所事事，这种心理适应比较困难。相反，那些平时工作比较清闲、个性比较散漫的人反而不容易出现心理异常反应，因为他们离退休前后的生活节奏变化不大。

3. 职业性质

离退休前如果是拥有实权的领导干部易患离退休综合征，

因为这些人要经历从前呼后拥到形只影单、从门庭若市到门可罗雀的巨大的心理落差，的确难以适应。其次，离退休前没有一技之长的人也易患此症，他们如果想再就业往往不如那些有技术的人容易。

4. 人际关系

人际交往不良，不善交际，朋友少或者没有朋友的人也容易引发离退休障碍，这些老年人经常感到孤独、苦闷，烦恼无处倾诉，情感需要得不到满足；相反，老年人如果人际交往广，又善于结交新朋友，心境就会变得比较开阔，心情开朗，消极情绪就不易出现。

5. 性别因素

通常男性比女性更难适应离退休的各种变化。中国传统的家庭模式是“男主外，女主内”，男性退休后，活动范围由“外”转向“内”，这种转换比女性明显，心理平衡因而也较难维持。

预防与治疗

从前面的分析我们可以看出，离退休障碍是一种心理方面的适应障碍，它表现为老年人生活习惯的不适应、人际关系的不适应、认知和情感的不适应等，这些适应障碍究其实质，就在于离退休导致了老年人社会角色的转变，他们从职业角色过渡为闲暇角色，从主体角色退化为配角，从交往范围广、活动频率高的动态型角色转变为交往圈子狭窄、活动趋于减少的相对静态型角色，对于部分曾是领导干部的老年人来说，还从权威型的社会角色变成了“无足轻重”的小人物，如果老年人不能很好地适应这些角色的转变，也就是说新旧角色间出现了矛盾和冲突，那么，老年人的离退休综合征就由此产生。

因此，要预防和治疗离退休综合征，老年人就应该努力适应离退休所带来的各种变化，即实现离退休社会角色的转换。通常有以下几种方法：

1. 调整心态，顺应规律

衰老是不以人的意志为转移的客观规律，离退休也是不可避免的。这既是老年人应有的权利，是国家赋予老年人安度晚年的一项社会保障制度，同时也是老年人应尽的义务，是促进职工队伍新陈代谢的必要手段，老年人必须在心理上认识和接受这个事实。而且，离退休后，要消除“树老根枯”“人老珠黄”的悲观思想和消极情绪，坚定美好的信念，将离退休生活视为另一种绚丽人生的开始，重新安排自己的工作、学习和生活，做到老有所为、老有所学、老有所乐。

2. 发挥余热，重归社会

离退休老人如果体格壮健、精力旺盛又有一技之长的，可以积极寻找机会，做一些力所能及的工作。一方面发挥余热，为社会继续做贡献，实现自我价值；另一方面使自己精神上有所寄托，使生活充实起来，增进身体健康。当然，工作必须量力而为，不可勉强，要讲求实效，不图虚名。

3. 善于学习，渴求新知

“活到老，学到老”，正如西汉的刘向所说：“少而好学，如日出之阳；壮而好学，如日出之光；老而好学，如秉烛之明。”一方面，学习促进大脑的使用，使大脑越用越灵活，延缓智力的衰退；另一方面，老年人要通过学习来更新知识，社会变迁风起云涌，老年人要避免变成孤家寡人，就要加强学习，树立新观念，跟上时代的步伐。

4. 培养爱好，寄托精神

许多老年人在退休前已有业余爱好，只是工作繁忙无暇顾及，退休后正可利用闲暇时间充分享受这一乐趣。即便先前没有特殊爱好的，退休后也应该有意识地培养一些，以丰富和充实自己的生活。写字作画，既陶冶情操，也可锻炼身体；种花养鸟也是一种有益活动，鸟语花香别有一番情趣；另外，跳舞、气功、打球、下棋、垂钓等活动都能使参加者益智怡情，增进身心健康。

5. 扩大社交，排解寂寞

退休后，老年人的生活圈子缩小，但老年人不应自我封闭，不仅应该努力保持与旧友的关系，更应该积极主动地去建立新的人际网络。良好的人际关系可以开拓生活领域，排解孤独寂寞，增添生活情趣。在家庭中，与家庭成员间也要建立协调的人际关系，营造和睦的家庭气氛。

6. 生活自律，保健身体

老年人的生活起居要有规律，离退休后也可以给自己制定切实可行的作息时间表，早睡早起，按时休息，适时活动，建立、适应一种新的生活节奏。同时要养成良好的饮食卫生习惯，戒除有害于健康的不良嗜好，采取适合自己的休息、运动和娱乐的形式，建立起以保健为目的的生活方式。

7. 必要的药物和心理治疗

老年人出现身体不适、心情不佳、情绪低落时，应该主动寻求帮助，切忌讳疾忌医。对于患有严重的焦躁不安和失眠的离退休综合征的老人，必要时可在医生的指导下适当服用药物以及接受心理治疗。

第三章

更年期综合征

典型案例

张某：女，52岁。退休人员，收入一般。大学文化，汉族，已婚。一年前退休在家。近两个月出现阵发性潮红、潮热、烦躁易怒、失眠多梦等症状。朋友不多，除一两个深交的朋友平时偶尔电话聊天外，很少进行其他娱乐活动。个人陈述：平时脾气随和，工作认真，常被评为单位的先进工作者，一年前退休在家。老伴在机关工作，还未到退休年龄，有一个儿子，结婚4年，平时住在自己的小家里，孙子三岁半，上幼儿园。只有周末儿子一家才能过来。半年前，月经开始变得无规律，有时两个月来一次，有时一个月来两次。常感胸部、颈部一阵阵发热。无缘无故发脾气，老公、儿子都烦，弄得一家人都不安生，自己也常常生闷气，晚上，整夜整夜地睡不着觉，怀疑自己是否得了精神病，经朋友介绍前来心理门诊咨询。医生告诉张某，她患的是更年期综合征。

概念

更年期综合征（MPS）又称围绝经期综合征，是指妇女绝经前后出现性激素波动或减少所致的一系列以自主神经系统功能紊乱为主，伴有神经心理症状的一组症候群。绝经可分为自然绝经和人工绝经两种。自然绝经指卵巢内卵泡用尽，或剩余的卵泡对促性腺激素丧失了反应，卵泡不再发育和分泌雌激素，不能刺激子宫内膜生长，导致绝经。人工绝经是指手术切除双侧卵巢或用其他方法停止卵巢功能，如放射治疗和化疗等。单独切除子宫而保留一侧或双侧卵巢者，不作为人工绝经。判定绝经，主要根据临床表现和激素的测定。

发病机制

围绝经期最早的变化是卵巢功能的衰退，继之表现为下丘脑—垂体功能退化。

1. 孕酮

在绝经过渡期，卵巢仍有排卵功能，因此仍有孕酮分泌，但因为卵泡发育时间长，黄体功能不全，孕酮量减少。绝经后卵巢不再分泌孕酮，极少量孕酮可能来自肾上腺。

2. 雌激素

卵巢功能衰退的最早征象是卵泡对促性腺激素（FSH）敏感性降低；卵泡对促性腺激素刺激的抵抗性逐渐增加。绝经过渡期早期的特征是雌激素水平波动很大，甚至高于正常卵泡期水平，系因促性腺激素升高对卵泡过度刺激引起雌二醇过多分泌所致。整个绝经过渡期雌激素不呈逐渐下降趋势，而是在卵泡生长发育停止时，雌激素水平才下降。绝经后卵巢分泌雌激素极少，妇女体内低水平雌激素主要是由来自肾上腺皮质以及来自卵巢的雄烯二酮经周围组织中芳香化酶转化的雌酮，转化的部位主要在肌肉和脂肪，肝、肾、脑等组织也可促进转化。雌酮在周围组织也与雌二醇互相转化，但与生育期妇女相反，雌酮高于雌二醇。

3. 雄激素

卵巢产生的雄激素是睾酮和雄烯二酮。绝经前，血液中50% 的雄烯二酮和 25% 的睾酮来自卵巢；绝经后雄烯二酮产生量约为绝经前的一半，其中 85% 来自肾上腺，15% 来自卵巢间质细胞。绝经后卵巢主要产生睾酮，而且量较绝经前增多，系因卵巢间质细胞受到大量的促性腺激素刺激所致。

由于绝经后雌激素的显著降低，使循环中雄激素与雌激素的比例显著上升；性激素结合蛋白降低，使游离雄激素增高，因而绝经后有些女性出现轻度多毛。

4. 抑制素

绝经后妇女血抑制素浓度下降，较雌二醇下降早且明显，可能成为反映卵巢功能衰退更敏感的标志。抑制素有反馈抑制垂体合成分泌促性腺激素作用，并抑制促性腺激素释放激素对自身受体的调节，从而使抑制素浓度与促性腺激素水平呈负相关。绝经后卵泡抑制素极低，而促性腺激素升高。

5. 促性腺激素

绝经过渡期仍有排卵的妇女，其促性腺激素（FSH）在多数周期中升高，而促黄体激素（LH）还在正常范围，但 FSH/LH 仍小于 1。绝经后，促性腺激素、促黄体激素明显升高，促性腺激素（FSH）升高更为显著，FSH/LH > 1。在自然绝经 1 年内，促性腺激素（FSH）能上升 13 倍，而促黄体激素仅上升 3 倍，绝经 2 ~ 3 年内，FSH/LH 达最高水平，以后随年龄增长逐渐下降。

6. 促性腺激素释放激素（GnRH）

围绝经期促性腺激素释放激素的分泌增加，并与促黄体激素相平行。

病理病因

更年期综合征出现的根本原因是生理性或病理性或手术而引起的卵巢功能衰竭。女性特征和生理功能都与卵巢所分泌的雌激素有密切关系，卵巢功能一旦衰竭或被切除和破坏，卵巢分泌的雌激素就会显著减少。现代医学研究发现，女性全身有400多种雌激素受体，这些受体分布在几乎女性全身所有的组织和器官，接受雌激素的控制和支配，一旦体内分泌的雌激素减少，就会引发器官和组织的退行性变化，出现一系列的症状。

1. 遗传因素

有报道11对孪生姐妹围绝经期综合征开始时间完全相同，症状和持续时间也极相近。个体人格特征、神经类型、文化水平、职业、社会人际关系、家庭背景等与围绝经期综合征发病及症状严重程度有关。大量的临床资料表明性格开朗、神经类型稳定，从事体力劳动者发生围绝经期综合征者较少或症状较轻，而且症状消失较快。性格孤僻，神经类型不稳定，有精神压抑或精神上受过较强刺激，文化层次较高、社会地位与生活条件优越的妇女症状较重。说明该病的发生可能与高级神经活动有关。

2. 神经递质

神经内分泌的有关研究表明：下丘脑神经递质阿片肽（EOP）肾上腺素（NE）和多巴胺（DA）等与潮热的发生有明显的相关性。5-羟色胺（5-HT）对内分泌、心血管、情感和性生活等均有调节功能。已有报道围绝经期综合征患者的自主神经功能障碍与血中5-羟色胺明显降低有关。动物实验进一步证明下丘脑的5-羟色胺水平在卵巢切除后明显降低，用雌激素后可发生明显逆转，故认为围绝经期综合征所表现的功能紊乱症状，可能与随年龄的增长5-羟色胺下降有关。研究发现，绝经后妇女血中β-内啡肽（β-EP）及其抗体明显低于生殖期妇女，而β-内啡肽抗体的下降表示免疫系统调节神经内分泌的功能发生紊乱而出现各种神经精神症状。

症状与体征

更年期综合征中最典型的症状是潮热、潮红。更年期综合征多发生于45～55岁，90%的妇女可出现轻重不等的症状，有人在绝经过渡期症状已开始出现，持续到绝经后2～3年，少数人可持续到绝经后5～10年症状才有所减轻或消失。人工绝经者往往在手术后2周即可出现更年期综合征，术后2个月达高峰，持续2年之久。

1. 血管舒缩症状

主要表现为潮热、出汗，是血管舒缩功能不稳定的表现，是绝经期综合征最突出的特征性症状，约3/4的自然绝经或人工绝经妇女可以出现。潮热起自前胸，涌向头颈部，然后波及全身，少数妇女仅局限在头、颈和乳房。在潮红的区域患者感到灼热，皮肤发红，紧接着爆发性出汗。持续数秒至数分钟不等，发作频率每天数次至30～50次。夜间或应激状态易促发。此种血管功能不稳定可历时1年，有时长达5年或更长。

2. 月经改变

月经周期改变是围绝经期出现最早的临床症状，大致分为

3 种类型：

(1) 月经周期延长，经量减少，最后绝经。

(2) 月经周期不规则，经期延长，经量增多，甚至大出血或出血淋漓不断，然后逐渐减少而停止。

(3) 月经突然停止，较少见。由于卵巢无排卵，雌激素水平波动，易发生子宫内膜癌。对于异常出血者，应行诊断性刮宫，排除恶变。

饮食保健

围绝经期综合征患者吃哪些食物对身体好？

(1) 多吃一些含蛋白质和糖类丰富的食物，如牛奶、豆浆、蛋类、肉类等。

(2) 多饮水，多吃新鲜的水果和蔬菜，如苹果、梨、香蕉、草莓、猕猴桃、白菜、青菜、油菜、香菇、紫菜、海带等。

围绝经期综合征患者最好不要吃哪些食物？

(1) 禁食发物，如鱼类、虾、蟹、鸡头、猪头肉、鹅肉、鸡翅、鸡爪等，食后会加重阴部的瘙痒和炎症。

(2) 酸涩收敛之品，易导致气滞血瘀，应予避免。辛温发散，利于行通，可食，但不宜过多，因辛辣刺激过甚，疼痛亦会加重。

(3) 少吃或不吃菠菜。若非吃不可的话，可先将菠菜在热水里焯一下，使部分草酸溶于水里，然后再捞出食用，这样人体就可减少一些草酸的摄入。

(4) 忌吃油腻熏炸之物，忌烟酒、公鸡、羊肉等温热发病之物。

（5）避免吃油炸、油腻的食物，如油条、奶油、黄油、巧克力等，这些食物有助湿增热的作用，会增加白带的分泌量，不利于病情的治疗。

（6）戒烟戒酒。烟酒刺激性很强，会加重炎症。

预防护理

（1）医疗保健人员应积极主动与更年期妇女进行卫生保健知识的宣传教育，帮助他们掌握必要的科学知识，消除恐惧与疑虑，以乐观和积极的态度对待更年期。

（2）对更年期妇女的家人，主要是对她们的丈夫也要进行卫生保健知识的宣传，帮助他们了解妇女更年期可能出现的症状，在一旦出现某些神经功能失调症状时，应给予关怀、安慰、鼓励和同情。

（3）更年期妇女最好半年至 1 年进行 1 次体格检查，包括妇科检查和防癌检查，有选择地做内分泌检查。医疗保健人员应向更年期妇女提供优质咨询服务，帮助他们预防更年期综合征的发生，或减轻症状，缩短病程。

（4）绝经前行双侧卵巢切除术者，适时补充雌激素。

疾病诊断

妇女在围绝经期容易发生高血压、冠心病、肿瘤等，因此必须除外心血管疾病、泌尿生殖器官的器质性病变，要与神经衰弱、甲状腺功能亢进等相鉴别。

检查方法

1. 实验室检查

（1）促卵泡生成激素升高。

（2）雌二醇与孕酮水平下降。

（3）促黄体生成或激素（LH）绝经期可无变化，绝经后可升高。

2. 其他辅助检查

（1）分段诊刮及子宫内膜病理检查除外子宫内膜肿瘤。

（2）盆腔超声、CT、磁共振检查可展示子宫和卵巢全貌以排除妇科器质性疾病。B 型超声检查可排除子宫、卵巢肿瘤，了解子宫内膜厚度。

（3）测定骨密度等，了解有无骨质疏松。

并发症

1. 骨质疏松

妇女从围绝经期开始，骨质吸收速度大于骨质生成，促使骨质丢失而骨质疏松。骨质疏松出现在绝经后 9 ~ 13 年，约 1/4 的绝经后妇女患有骨质疏松。病人常主诉腰背、四肢疼痛，出现驼背，严重者可致骨折，最常发生在椎体，其他如桡骨远端、股骨颈等都易发生骨折。

2. 自主神经系统功能紊乱伴有神经心理症状的症候群

精神神经症状：临床特征为围绝经期首次发病，多伴有性功能衰退，可有 2 种类型：

（1）抑郁型：烦躁、焦虑、内心不安、甚至惊慌恐惧、记忆力减退、缺乏自信、行动迟缓，严重者对外界冷淡、丧失情绪反应，甚至发展成严重的抑郁性神经官能症。据统计绝经妇女中精神神经症状发生率为58%，其中抑郁78%、淡漠65%、激动72%，失眠52%。约有1/3有头痛、头部紧箍感、枕部和颈部疼痛向背部放射。也有人出现感觉异常，常见的有走路漂浮、登高眩晕、皮肤划痕、瘙痒及蚁走感，咽喉部异物梗阻（俗称梅核气）等症。

（2）兴奋型：表现为情绪烦躁、易激动、失眠、头痛、注意力不集中、多言多语、大声哭闹等神经质样症状。

3. 泌尿生殖道症状

（1）外阴及阴道萎缩：外阴及阴道萎缩时，外阴部的皮肤逐渐变薄，皮下脂肪减少，阴阜上的阴毛稀少，阴道上皮细胞随着雌激素的降低而渐渐萎缩，表皮细胞中含糖原的细胞消失，pH处于6.0～8.0，阴道弹性减低，长度缩短，皱褶变平，排液量减少，润滑作用缺乏，临床上发生一系列症状，如外阴瘙痒、性交疼痛、老年性阴道炎等，造成很大痛苦和不安，甚至影响家庭和睦。

（2）膀胱及尿道的症状：当雌激素缺乏时，有些妇女可发生一系列由于膀胱及尿道黏膜萎缩所致症状，如萎缩性膀胱炎、尿道炎、尿道口外翻、肉阜及张力性尿失禁。且由于膀胱容量随增龄而减少，生育年龄时约500毫升，60岁时仅为250毫升左右，因而尿液积聚稍超过容量即会引起不自主的膀胱收缩，并感尿意，出现尿频、尿急、夜尿增多。老年妇女虽有这些症状，但检查并无明显感染证据，培养也未见致病菌。但由于膀胱肌肉收缩力下降，也会引起排尿不畅，残余尿增加，且尿道黏膜薄而脆易损伤，故绝经后妇女也易发生反复发作的泌尿道感染，给予雌激素后可改善症状。

(3) 子宫脱垂及阴道壁膨出：尤其是曾有过多次分娩史及会阴严重撕裂者，雌激素缺乏易发生盆底肌肉与筋膜松弛，目前老年子宫脱垂病例颇为多见。可酌情采用子宫托或手术治疗，手术方法根据年龄、体质而定。

4. 心血管症状

(1) 28.9% 的患者有假性心绞痛，有时伴心悸、胸闷。症状发生常受精神因素影响，且易变多样，表现为症状多、体征少，心功能良好，用扩血管药物不见改善。曾跟踪部分患者做冠状动脉造影结果呈阴性。一些学者描述围绝经期妇女出现的这样一组心血管综合征类似心血管疾病中的 X 综合征。

(2) 15.2% 的患者出现轻度高血压，特点为收缩压升高、舒张压不高，阵发性发作，血压升高时出现头昏、头痛、胸闷、心慌。一些病例用雌激素治疗后可下降。围绝经期及绝经后妇女在复杂的生理性的机体内环境改变及因而引起的病理变化中生存，不同的家庭因素、社会影响、个人的性格特点、精神因素，所表现的自主神经紊乱的症候群症状变化多样，可轻可重，甚至有人无明显不适，安然度过。也有 10% ~ 15% 的患者症状较为严重，影响正常的工作和生活，需药物治疗。

预后

更年期综合征一般无不良反应，经过几年或十几年后可自动痊愈。

第四章

月经期综合征

典型案例

许女士，35岁，公务员。丈夫说文静的她在月经来潮前或经期中经常出现反常现象，如在情绪上烦躁、愁闷、抑郁、多疑、为鸡毛蒜皮的小事与家人争吵；在工作和生活上不能很好工作、学习和料理家务，夜间辗转反侧，难以入眠；在身体上出现疲乏、头痛、乳房及胸胁胀痛、不思饮食、低热等。经检查没有器质性病变，月经过后，症状缓解或消失。给家庭生活带来不愉快，影响夫妻感情和家庭和睦。无奈之下，许女士在丈夫的陪同下来就诊，心理医生说许女士这种情况属于月经期综合征。

概念

月经期综合征是指在经期或行经期前后发生的下腹部疼痛，常伴有恶心、呕吐、腹泻等，严重的可出现面色苍白、手脚冰冷、冷汗淋漓等症状，并伴随月经周期反复发作。多见于未婚或未孕的女性，往往生育后就会减轻或消失。

原因

从生物学角度看此病涉及月经周期中固有的性激素的波动。月经周期中无论是性激素，还是垂体促性腺激素都将发生一系列变化，它们都会通过一定的神经机制影响着妇女的心理活动和行为，引起一些情绪变化。情绪变化和紧张反过来也能影响生殖激素的水平，并导致排卵抑制和周期紊乱。

月经，是成熟女性的“钟摆”，一般没有什么不适。但也有少数女性除可出现心烦、失眠、水肿、腹痛、腰痛等一般反应外，还可能发生下列“怪病”：

1. 月经期头痛

现代医学研究证实，在月经期间，女性体内雌激素与孕酮分泌的失调是经期头痛的根本原因。口服麦角胺咖啡因、谷维素或服用元胡止痛片、加味逍遥丸均有一定效果。

2. 月经期口唇疱疹

这是与月经期机体的抗力降低、体内潜伏疱疹病毒活动有关。常在经前 1～2 天至行经 2～3 天内发生，以口唇多见，亦见于眼睑、鼻孔周缘、阴唇边缘，可用桑树汁涂搽，不要搔剥，以免引起继发经期综合征感染。

3. 月经疹

每逢月经来潮前 2～3 天出现皮肤瘙痒、疱疹、红斑或紫癜等。皮疹多发生于颜面、前胸、后背及四肢等部位，随着月经结束，皮疹和瘙痒症状便不治自愈。对月经疹和瘙痒较重、影响睡眠者，可服用赛庚啶、扑尔敏等脱敏药。

4. 经前期牙痛

有的人在月经前一两周内，吃凉拌菜或喝冷饮时，便会发生瞬间剧烈牙痛，顷刻即止。这是因为在月经周期前，牙髓和牙周黏膜血管因重量影响而扩张充血、当牙本质受到冷的刺激后则发生阵痛。此病并非牙疾患，故无须治疗。

5. 经前期鼻塞

每至月经出现鼻塞症状，究其缘由，是鼻腔黏膜上皮与女性生殖器官之间存在着生理方面的联系。卵巢激素的变化可使鼻黏膜发生充血、肿胀和渗液，从而导致鼻塞。可用鼻通或滴鼻净点鼻，每日 3～5 次。

6. 月经期咯血

有的妇女在行经前 3～4 天或经期也可能发生咯血，待月经干净后即不药而愈。现代医学研究证明，经期咯血是因体内雌激素显著变化而引起的气管血管充血、渗透性增加的缘故。治疗这种月经病，可在医生指导下肌注黄体酮。

7. 月经期心律失常

以早搏、心动过速、心动过缓、阵发性室上性心动过速多见。症发时注意多休息，适量服用镇静药。

8. 月经期梅尼埃病

此病以中年妇女多见，表现为月经来潮时突然眩晕、耳鸣、视物旋转、恶心欲吐，一般只需卧床休息即可缓解症状，眩晕严重者可适当用镇静剂及少量利尿药。

临床表现

（1）经期综合征之乳房敏感：体内黄体酮含量的升高会使乳房变得敏感，轻轻触碰就会感觉疼痛难忍，可以服用维生素 E 片和止痛片来缓解症状。

（2）经期综合征之痛经：在经期前的一两天一旦感觉小腹部疼痛，立刻开始服用布洛芬等镇痛药，直到月经开始，如果开始后疼痛症状没有减轻，可以继续服用 2～3 天。

（3）经期综合征之情绪焦躁：在经期开始前的一个星期可以用每天多睡一个小时的时间来避免易怒的情绪。不要中止健身，运动可以舒缓神经，避免大量化学物质涌入血管使头脑发热。

(4) 经期综合征之月经前肥胖：受激素变化的影响，通常女性排卵期（为两次月经之间约15天前后）结束后身体就会出现不同程度的水肿，并且对高盐分口味的食物胃口大开，因此应该尽量控制含有高钠成分的零食小吃，并大量饮水帮助身体排出组织内的积液。

(5) 月经来潮前或经期中出现反常现象：如在情绪上：出现烦躁、愁闷、抑郁、多疑，为鸡毛蒜皮的小事与人争吵；在工作和生活上：不能很好工作、学习和料理家务，夜间辗转反侧，难以入眠；在身体上：出现疲乏、头痛、乳房及胸胁胀痛、不思饮食、低热等。这也是经期综合征的症状，多发生于青壮年妇女，一般没有品质性病变，月经过后，症状缓解或消失。它往往会给家庭生活带来不愉快，甚至造成感情破裂，影响家庭和睦。

(6) 精神症状：包括情绪、认识及行为方面的改变。最初感到全身乏力、易疲劳、困倦、嗜睡。情绪变化有两种截然不同类型：一种是精神紧张、身心不安、烦躁、遇事挑剔、易怒，微细琐事就可引起感情冲动，乃至争吵、哭闹，不能自制；另一种则变得没精打采，抑郁不乐，焦虑、忧伤或情绪淡漠，爱孤居独处，不愿与人交往和参加社交活动，注意力不能集中，判断力减弱，甚至偏执妄想，产生自杀意识。

(7) 液体潴留症状

①经前头痛：为较常见主诉，多为双侧性，但亦可为单侧头痛，疼痛部位不固定，一般位于颞部或枕部，伴有恶心呕吐，经前几天即可出现，出现经血时达高峰。头痛呈持续性或无诱因性，时发时愈，可能与间歇性颅内水肿有关，易与月经

期偏头痛混淆，后者往往为单侧，在发作前几分钟或几小时出现头晕、恶心等前驱症状。发作时多伴有眼花（视野内出现闪光暗点）等视力障碍及恶心、呕吐。可根据头痛部位、症状的严重程度及伴随症状，进行鉴别。

②手足、眼睑水肿：较常见，有少数病人体重显著增加，平时合身的衣服变得紧窄不适。有的有腹部胀满感，可伴有恶心、呕吐等肠胃功能障碍，偶有肠痉挛。临床经期可出现腹泻、尿频。由于盆腔组织水肿、充血，可有盆腔发胀、腰骶部疼痛等症状。

小学生女性经前期综合征的形成也与不良的环境、心理有极显著的关系，如家庭暴力、父母离异、遭受性骚扰、学习困难、惊吓等。它可能在月经初潮开始时就产生，也可能在正常的月经周期内因不良刺激而产生。此外，经前期综合征的严重程度，在很大程度上是因人而异的，这不但取决于心理应激的适应能力，也取决于当时的体验和心理内容。

实践证明，父母及家庭成员对经前期综合征女孩的心理支持（包括体贴、安慰、引导等），能显著地减轻其病症反应。特别是在孩子的月经期，父母应满足其心理上的合理需求，融洽亲子感情。破损型家庭的家长或长辈更要注意讲究与孩子的沟通技巧，以抚慰其心灵的创伤，从而有效地促进小学生身心健康发展。

诊断

主要依靠了解病人病史和家族、家庭史。由于许多病人有情绪障碍及精神病症状，故要特别注意这方面的情况。现在临床主要根据下述 3 个关键因素进行诊断：

①在前3个月经周期中周期性出现至少一种精神神经症状，如疲劳乏力、急躁、抑郁、焦虑、忧伤、过度敏感、猜疑、情绪不稳等和一种体质性症状，如乳房胀痛、四肢肿胀、腹胀不适、头痛等。

②症状在月经周期的黄体期反复出现，在晚卵泡期必须存在一段无症状的间歇期，即症状最晚在月经开始后4天内消失，至少在下次周期第 12 天前不再复发。

③症状的严重程度足以影响病人的正常生活及工作。凡符合上述 3 项者才能诊断为月经期综合征。

月经期综合征的症状均非月经期综合征所特有，因而常需与其他疾病相鉴别，尤其要与精神病疾患相鉴别。首先要注意症状有无周期性出现这一特点，如忽视症状的周期性及经前期出现这一特点，月经期综合征就容易与通常的精神焦虑及抑郁症相混淆，后者在月经周期的 3 个阶段（卵泡期、排卵期及黄体期）症状相同，严重程度缺乏规律性改变。其次通过卵泡期有无症状存在这一特点与周期性加剧的慢性疾病相鉴别，如常遇见的特发性、周期性水肿，它是一种好发于女性的不明原因水肿，其特征是周期性肿胀及焦虑情绪发作，标志着水电解质平衡失常（醛固酮分泌增加)。

与月经期综合征鉴别的依据是它在整个月经周期均可出现症状，而在月经前症状加剧。应用过多利尿剂可能加重症状，以转内科诊治为宜。又如复发性大抑郁症月经期前加剧，就难以与月经期综合征鉴别。因此凡具有与月经期综合征同时出现的精神障碍病人，均应首先由精神病学专家诊断，排除精神病后再按照月经期综合征进行治疗。

治疗方法

经前期综合征是一种明显的心身相关的疾病，因此，本病可采用心理治疗为主辅以药物治疗的综合方法。由于本病病因及发病机理还不清楚，目前还缺乏特异的、规范的治疗方法，主要是对症治疗。因而，首先明确症状的主要方面，因人而异，对症施治，包括两个方面：

（1）针对病人的心理病理因素，通过卫生宣教，使病人了解出现症状的生理知识，以协助病人改善对症状的反应，再通过调整日常生活节奏、加强体育锻炼、改善营养、减少对环境的应激反应等方法以减轻症状。

（2）药物治疗，应用调整中枢神经系统神经介质活性药物，以消退心理、情绪障碍，或应用激素抑制排卵以消除乳房胀痛等严重月经期综合征症状。

日常调养

1. 经常更换卫生棉

每次月经来潮，卫生棉成了女性的亲密伙伴。但是切勿在经期穿紧身裤子，私处不透气，外加脏血细菌的感染，容易引起接触性皮炎。不少人都会遇到量多经期长的问题，这个时候勤换卫生棉一样的重要。同时多吃猪肝、动物内脏等含铁量高的食物可补充流失的铁质。

2. 学会舒缓压力，保持心情愉快

经期的情绪波动是因为体内雌激素和黄体酮下降，影响了

大脑中负责支配情绪的复合胺等生物物质的合成，再加上工作繁忙、压力大，心情不好。这时候要学会舒缓压力，保持心情愉快，这样才能战胜经期综合征。研究发现，保持人体正常的钙质水平，可保证激素维持较高水平，从而确保情绪的稳定。

3. 保暖可有效缓解经痛

如果每个月都要忍受痛经，除了服用止痛药外，保暖也是很重要的。古代习惯用艾草来熏，现在大家更习惯用暖水袋。经期要避免生冷食物的摄入，否则会越来越严重。痛经吃止痛药也要适量，如果发现自己每次的止痛药都吃得多过上一次，那可要小心了，这时可能会伴随有其他妇科疾病，最好及时就医诊治一下。

4. 怎样缓解经期水肿

不少女性在经期都会被水肿困扰，这也是体内雌激素和黄体素偏低所致，体内的水分含量较高。为了缓解身体水肿，经期应控制盐分的摄入，不仅食物中的盐分要避免，类似汤料、腌肉里都含有较高的盐分，也应少吃这类食物。

5. 多喝四物汤可有效缓解经期各类不适症状

所谓四物汤即是由当归、赤芍、川芎、生地4种药材组成，具有缓解经痛、腹胀、犹豫等功能，也可助于经血排出舒畅、补血养血。经常服用，可提升身体温度。但四物汤不适于经期饮用，否则会引起流血量增多。每次月经来潮 1 个星期前饮用效果最佳。

第五章

女性产后抑郁症

典型案例

27 岁的小吕年初刚生完宝宝，不但没有其他新妈妈那种兴奋与自豪，而且还出现了情绪低落、持续疲劳感、食欲不振、注意力不集中、记忆力下降、失眠等症状，更为可怕的是看到宝宝就心烦，有时甚至厌恶到想把宝宝扔掉，经常不断的焦虑、易激惹等让她的家人很担忧。经过心理医生检查，小吕被诊断为产后抑郁症。

概念

产后抑郁症是指产妇分娩后出现的抑郁症状，是产褥期精神综合征中最常见的一种类型，一般在产后6周内第一次发病，表现为以抑郁、悲伤、沮丧、哭泣、易激惹、烦躁，重者出现幻觉或自杀等一系列症状为特征的精神紊乱。随着社会竞争的加剧和对该病认识的提高，其发病率逐年升高，严重危害产妇及婴儿的身心健康。由于产妇抑郁症是一种非精神病性的抑郁综合征，一般不需要药物治疗，因此及时发现产妇抑郁症并进行适当的心理干预至关重要。

症状表现

（1）失眠：产后抑郁症患者一般均有不同程度的睡眠障碍，主要表现为入睡困难。

（2）焦虑：患者会经常因为害怕不懂照顾婴儿而感到焦

虑，同时又担心婴儿的健康。

(3) 抑郁：患者会长时间感到情绪低落、愁苦及悲惨，早上或入夜时分情况会较为严重。

(4) 疲惫：一般产后的女性亦会感到疲惫，但产后抑郁的患者会疲惫至认为自己患病。

(5) 食欲不振：患者通常没有心情进食，但有时会透过暴食来宣泄压力，不过过后又会因肥胖而感到内疚和不安。

自我测试

近两周内是否有以下表现和感受：

(1) 精神焦虑不安或呆滞，常为一点小事而恼怒，或者几天不言不语、不吃不喝。

(2) 白天情绪低落，夜晚情绪高涨，呈现昼夜颠倒的现象。

(3) 睡眠不佳或严重失眠，因此白天昏昏欲睡。

(4) 思想不能集中，语言表达紊乱，缺乏逻辑性和综合判断能力。

(5) 几乎对所有事物失去兴趣，感觉到生活无趣无味，活着等于受罪。

(6) 食欲大增或大减，体重增减变化较大。

(7) 有反复自杀的意念或企图。

(8) 身体异常疲劳或虚弱状态。

(9) 有明显的自卑感，常常不由自主地过度自责，对任何事都缺乏自信。

测试结果计算：如果上述9条中有4条以下符合自己的现状，那么还没有患上产后抑郁症，但是已经有了患病的征兆，需要自我调节。如果上述 9 条中有 5 条以上符合自己的现状，且这种状态持续了 2 周的时间，那么说明已经患病，需要尽快去医院接受治疗。

引发因素

1. 产科因素

分娩对女性来说是一种忐忑不安的体验。虽然产科设备不断完善，技术不断提高，但产妇对分娩方式、对分娩疼痛感到恐惧，导致神经内分泌失调等一系列机体变化，影响子宫收缩，使产程延长，导致难产，进一步加重焦虑、不安情绪，诱发产后抑郁的产生。

2. 生理因素

妇女从怀孕至分娩，体内激素水平变化很大。有学者认为产后抑郁的发生可能与雌激素，孕激素的变化相关，产妇本人的健康状况对孕期产生抑郁情绪也有很大影响。

3. 心理因素

妊娠、分娩伴随着一系列的躯体和心理变化，虽然大多数孕产妇适应良好，但也有个别孕产妇出现适应不良。有些产妇对母亲角色缺乏认同，初为人母的角色改变，使其面临自身康复和育婴两大问题，对自己的母亲角色产生冲突和适应不良，无法克服做母亲和工作的压力，尤其是文化程度高的人由于面临的社会压力和精神压力较大，考虑问题多，情绪较复杂，易发生抑郁。加之由于受重男轻女封建思想束缚，生女孩的产妇心理压力、心理负担更大。

4. 家庭因素

对于产妇而言，最强大的支持来源于其丈夫。有调查表明婚姻满意度低，缺乏家庭的支持和帮助，尤其是缺乏丈夫支持的产妇更易患抑郁症。部分产妇由于分娩，可能失去劳动就业的机会，减少了家庭经济的来源而导致经济上的压力加重，常常造成产妇的抑郁。

治疗措施

1. 休养环境

给产妇创造一个良好的休养环境，可以使产妇心情舒畅。此外，产妇经历阵痛，分娩，体力和精力消耗巨大，产后需要有充分的睡眠和休息，在护理过程中，护士尽量集中进行所有的治疗操作，动作轻柔，减少不必要打扰，避免谈论刺激产妇情绪的话题。同时，适时进行心理咨询，指导产妇进行产后康复训练，增加产妇的自信心和自尊心。

2. 母亲角色

向产妇讲述母乳喂养的优点，及时进行母乳喂养的指导，教会她们护理孩子的一般知识和技能，与她们进行情感交流，主动关心她们，鼓励她们，并发挥哺乳母亲间的相互交流和鼓励的效应。

3. 产前教育

日本曾有学者报道，产前健康教育可使产妇抑郁症的发生率下降。帮助孕妇了解有关妊娠、胎儿宫内生长发育等知识，进行优生优育的教育以及产后保健、育婴知识的宣教，指导孕妇合理的营养和活动锻炼。对有并发症的孕妇应积极帮助其调整心态，使其树立信心，消除紧张与恐惧心理。

4. 分娩护理

鼓励并帮助孕妇进食、进水，保持足够的营养和能量，用亲切、友善的语言指导产妇配合医护人员顺利完成分娩，使她们处于良好的身心适应状态，减少分娩方式及产时并发症给产妇带来的心理负担，严格掌握剖宫产措施，积极处理孕期异常情况，尽量清除不良的躯体和精神刺激。分娩时可根据产妇需求安排丈夫在场，以减少产妇的恐惧和不安。护理人员应注意建立良好的护患关系，以亲切友善的语言，使产妇感到温暖和支持。

5. 家庭关系

丈夫应主动协调好夫妻关系，婆媳关系，尽可能多地陪伴在产妇身边。家庭、社会及其他有关人员应除在生活上关心、体贴产妇外，还要耐心倾听其倾诉，使其从心理上树立信心，消除苦闷心境，感到自己在社会中、在家庭中及家人心目中的地位。同时，指导产妇注意调整心态，正确对待和处理产褥期间工作生活的各种变化，及早融入社会生活中。

预防措施

产后抑郁症是一种比较特殊的心理疾病，是指产妇在分娩后出现的抑郁障碍。其表现与其他抑郁障碍相同，情绪低落、快感缺乏、悲伤哭泣、担心多虑、胆小害怕、烦躁不安、易激惹发火，严重时失去生活自理和照顾婴儿的能力，悲观绝望、自伤自杀。很多产妇都有不同程度的产后抑郁情绪与焦虑情绪，这不但会影响产妇的心理健康，也会影响到婴儿的心理健康，下面介绍一下产后抑郁症的预防。

1. 注意心理调适

在有了孩子以后，年轻妈妈的价值观会有所改变。抱着坦然的态度接受这一切，有益于帮助产妇摆脱消极情绪。可以做一些自己喜欢做的事情，沉浸在自己的爱好中而忘记烦恼。

2. 放松自己的情绪

产妇在产后应努力让自己的心情放松，等待着体内激素水平调整，逐渐到达平衡，而使自己适应新的生活。

3. 寻求家人帮助

产妇要学会寻求丈夫、家人和朋友的帮助，尽量让家人明白，不要只顾沉浸在增添新宝贝的快乐中而忽略了产妇的心理变化。请他们多陪自己说说话，及时告诉自己一些育儿的经验。

4. 正确面对问题

如果产妇出现产后抑郁症的症状，要科学地治疗，及时在医生的指导下服用抗抑郁类药物，不要轻视抑郁症的危害性。

5. 保持积极心态

孩子是年轻妈妈的希望之源，孩子的健康与幸福是妈妈的责任和义务。在养育孩子过程中肯定会遇上困难与烦恼，此时也要保持好心情，相信一切都会变好的，努力做好每件事。

生育和养育是家庭事件而非女性一人的职责，故整个家庭每一个成员须调整自己，共同经历角色转换。

6. 夫妻相互支持鼓励

有了孩子，丈夫会感到压力很大，他们会更勤奋地工作，妻子要理解丈夫；而丈夫也应该理解妻子产后身体的变化与照顾孩子的辛苦，主动分担家务。夫妻之间要相互理解和交流。

7. 有一个好的睡眠

产妇要学会创造各种条件，让自己睡觉。当孩子安然入睡时，产妇不要去洗洗涮涮，而是要抓紧时间闭目养神。

8. 有一个好的环境

当产妇从医院回家时，要限制来探望的人，尤其是要关掉电话，为自己创造安静、舒适、卫生的休养环境。

9. 饮食好

产妇要吃营养丰富而又清淡的食物；与此同时，享受被亲人照顾的亲情，在感谢其爱心中，使自己得到心灵的调养。

10. 适当运动

产妇可以带着快乐心情做适量家务劳动和体育锻炼。这能够转移注意力，不再将注意力集中在宝贝或者烦心的事情上，平日多运动，保持快乐的心情可促进体内制造安多芬素，预防忧郁的发生，因为“喜乐的心，乃是良药”。

产后抑郁症可以说是孕妇们的杀手，准妈妈们一定要注意预防产后抑郁症，这样才更有利于妈妈与宝宝的心理健康！

注意事项

（1）产前做好充分的准备，其中包括身体、心理、物质三方面的准备。

身体上：准妈妈要注意孕期的体育锻炼，以提高身体素质，特别是许多常坐办公室的女性，要每天参加一些适宜的有氧运动，使心肺功能得到锻炼，使机体能够在产后尽早恢复健康，适应繁忙的母亲角色。

心理上：产前对育儿知识要有一定的了解，在孩子出生后不至于手忙脚乱。如可以在产前通过读书、听讲座、观摩等学习喂奶的方法，为婴儿洗澡的方法，正确抱孩子的姿势等。同时还要了解一些儿童常见病的防治方法。对一些意外情况要有思想准备。

物质上：要为小宝宝的降生准备好所需的费用和衣服、被褥、尿裤等，并要为母子准备好房间。

（2）产后的房间条件、家庭气氛，丈夫的配合，孕妇的自我调节是减轻抑郁症的关键。

房间条件：房间要有充足的阳光，但不宜直射婴儿及母亲，可用窗纱遮挡。每天要开窗通风，换走室内污浊空气，保持室内空气新鲜。即使是冬天也应如此，如果怕孕妇受风着凉，可在通风时让母子俩在其他房间待一会儿。

家庭气氛：家人不能对生儿生女抱怨、指责，无论生男生女都是自己的骨肉，要愉快地接受孩子和产妇，给产妇创造一个良好和谐的家庭环境。

丈夫的配合：产后一个月内，丈夫最好能陪伴在产妇身边，协助产妇护理婴儿，如帮助产妇给婴儿洗澡、换尿布等。有些丈夫怕孩子哭影响自己的睡眠，夜里就独自到其他房间睡，这样会使产妇觉得委屈，抑郁症状加重。丈夫要多陪伴产妇并谅解妻子产褥期的情绪异常，避免争吵。如果出差在外地，一定要想办法尽快赶回来照顾妻儿。

产妇的自我调节：产妇要认识到产后心理的特点，尽量避免悲观情绪的产生。平时注意要有充足的睡眠时间，不要过度疲劳。闲暇时可听一些轻柔、舒缓的音乐，或看一些图文并茂的杂志，或读一些幽默故事来调节身心。

第六章

女性产后
男性抑郁症

典型案例

案例一：妻子怀孕，他变抑郁

静静怀孕后，规定老公东东（化名）在孕期前3个月和后1个月不能与自己同房。结果，一到夜里，东东就拿着两瓶啤酒坐到电脑前玩游戏，经常玩到三更半夜。她劝他少喝啤酒少熬夜，但他说夜里睡不着，还是照旧。儿子生下来后，东东说乡下的父母想来看孙子。但家里只有两居室，静静希望自己的母亲留在身边帮她坐月子，东东拧起眉说头痛。夜里儿子比较吵，东东更加睡不着，白天又得上班，一回到家里就说头痛、背痛，倒头就睡，话也越来越少。静静很郁闷，怕憋下去会得产后抑郁症，就悄悄向好姐妹倾诉。好姐妹却开玩笑地说："我看你还好，你家那位更像患了抑郁症。"

案例二：当上爸爸，他很紧张

"老婆产前产后我都紧张，而且越到后几个月越紧张。"刚刚当爸爸的强强回忆说，他当时既怕孩子营养不够，又怕妻子太辛苦。过了预产期妻子还没什么动静时，强强就更紧张了。"预产期5天后她终于顺产了，但我进不了产房，在外面等时心情不但紧张，还很复杂。"那天，强强几乎24小时没合眼。女儿生下来后，妻子一时催不下奶，显得有点烦躁，在旁边的强强不知所措，再次紧张起来。他担忧妻小健康及未来生活。

概述

产后抑郁症并非女性的专利，它也会缠绕上初为人父的新爸爸。研究发现，有 1/10 的男性在孩子出生前后会受到抑郁症困扰，这一比例与女性相同。而在孩子满 12 周时，多达 1/4 的男性会出现情绪低落。女性产后男性抑郁症需要得到人们的重视。

临床表现

孩子出生 3 周后，初为人父的你是否出现了下列症状：感到精神紧张、烦躁易怒；感到疲惫不堪，做什么都提不起精神来；特别害怕听到孩子的哭闹声，甚至讨厌孩子；与伴侣经常发生矛盾；偶尔还伴有头疼、恶心等症状。

如果出现了上述症状，那么很可能你已经被女性产后男性抑郁症盯上了。

女性产后男性抑郁症总是以持续性的心境低落为主，有的会从闷闷不乐发展到悲痛欲绝，严重者可出现幻觉、妄想等精神病性症状。一般说来，至少具备以下 4 项症状，且症状持续时间不少于 2 周，即可初步诊断为抑郁症。

(1) 思维迟缓，记忆降低，大脑反应慢等；

(2) 活动减少，不愿参加社交活动，常喜独处；

(3) 情绪低落，一般以“早晨重晚上轻”为特点；

(4) 常有焦虑、内疚感，担心给家庭增加负担；

(5) 睡眠障碍，以早醒为其典型表现；

(6) 性欲明显减退；

(7) 多有疲乏、心悸、胸闷、胃肠不适、便秘等；

(8) 有自暴自弃、厌世或有自杀心理及行为。

自我测试

近两周内是否有以下表现和感受：

（1）精神焦虑不安或呆滞，常为一点小事而恼怒，或者几天不言不语、不吃不喝。

（2）白天情绪低落，夜晚情绪高涨，呈现昼夜颠倒的现象。

（3）睡眠不佳或严重失眠，因此白天昏昏欲睡。

（4）思想不能集中，语言表达紊乱，缺乏逻辑性和综合判断能力。

（5）几乎对所有事物失去兴趣，感觉到生活无趣无味，活着等于受罪。

（6）食欲大增或大减，体重增减变化较大。

（7）有反复自杀的意念或企图。

（8）身体异常疲劳或虚弱状态。

（9）有明显的自卑感，常常不由自主地过度自责，对任何事都缺乏自信。

测试结果计算：如果这 9 条里只有 4 条以下符合现状，那么还没有患上产后抑郁症，但是已经有了患病的征兆，需要自我调节。如果这 9 条里有 5 条以上符合现状，且这种状态持续了 2 周的时间，那么说明已经患病，请尽快去医院接受治疗。

现在每个家庭基本都只能养一个孩子，这个过程被倾注了太多的心血，而作为孩子的父亲，紧张是常有的事。大多数男性在妻子生孩子前后都会感到不知所措，不少人不止一次地对孩子是否健康表示担忧，妻子出现不适时他们更容易紧张，因为他们对这方面的知识了解得太少。即使孩子顺利生下来了，从精力的投入到经济收入的分配，都是不得不考虑的问题。如果妻子与自己的父母关系不和，男性患抑郁症的概率会更高一些。另外，家里没老人帮忙照顾孩子而且收入不高的家庭，多了个孩子后生活会发生更大的变化。作为一家之主的男性，除了日常的工作要应对，生活上的琐事也不得不面对，自然觉得一下子多了不少压力；再则，妻子怀孕后对宝宝的关注会比较多，男性可能会因此受不同程度的忽视，心理不成熟的男性会觉得受打击。

原因

美国研究发现，男性的这些症状并非像女性那样是由体内的激素引起的，很可能是因为初为人父所带来的一些压力所致。这些压力包括养育孩子的费用、夫妻之间关系的变化以及对承担父亲责任所产生的恐惧。而且，那些伴侣患有抑郁症或是有家族遗传史的男人会更容易患上产后抑郁症。

导致男子产后抑郁症的主要原因有：

（1）男子由于对生儿育女缺乏足够的心理准备，突然间多了一个孩子会使家庭开支大幅度上升，使男性经济压力增加。对一些低收入者，更易造成冲击，使其时刻处于担忧中。如果一旦失业，对男子的精神打击将更大。

（2）作为丈夫，他除了上班挣钱外，回家还要照顾妻子和孩子，休息不够，睡眠不足，时间一长，就可能产生心烦意乱、身心俱疲的感觉。

（3）有了孩子，妻子一般会把大部分精力转移到孩子身上，丈夫可能产生心理上的较大落差；有的妻子生育后在性方面冷落了对方，处理不好，也容易引起男性情绪低落、精神抑郁。

（4）新角色适应不良。由于孩子的出生通常在新婚的一两年，而在这一两年中，男性一般还处于适应新婚姻的阶段，还在适应“丈夫”这个角色；孩子的突然出生，又产生出一个新的角色——父亲，要男性去适应，这就可能会引起角色的适应不良。

预防措施

（1）心态调节：平时要多读富有哲理的书籍，不要过多专注于那些刺激、惊悚的书，多听听柔和、恬静的音乐。注意培养良好的心态，加强心理修养，养成自己做心理分析的习惯，多和亲朋好友交流，适时宣泄一下自己的情绪。

（2）宣泄情绪：男人遇到伤心事痛哭一场不是啥大不了的事。所谓“男儿有泪不轻弹”从心理学的意义上讲是错误的，当男性被压力压得喘不过气来时，不妨及时发泄。

基于生理影响心理的原理，当男性朋友感到压力过大时，可以选择力量型项目或舒缓平和的体育项目，如高尔夫、各种球类运动、游泳、快步走等都能令人身心舒展。

（3）调整价值观：正确评价自己，不要对自己提出不切实际的奋斗目标，应把计划定在自己的能力范围之内，把长远目标与近期目标有机统一起来，量力而行。

（4）适当放慢一下工作速度：如果感觉非常紧张，最好立即把工作放一放，轻松休息一下，合理地安排作息时间，可能会做得更好。

治疗方法

女性产后男性抑郁症并不可怕，有一些方法可预防产后抑郁症。首先，在决定生育孩子以前，夫妻双方不仅要在心理上，同时也要从经济上充分考虑；其次，对于哺育儿女可能遇到的困难要正确认识，以平常心对待；再次，初为人父，要多与亲人、朋友沟通，把自己的苦恼向别人倾诉，寻求帮助；

另外，男子学会“自助”也很重要。美国心理学会曾推荐的自行调节的七条法则，值得借鉴：

（1）不要自责：不要自责“我为什么得了这种该死的病”，而应明白自己急需帮助，积极踏上寻求康复的治疗之路。

（2）遵循治疗方案：依照处方服药，定期就诊。

（3）不要气馁：恢复正常需要一段时间，不要着急。时常跟自己说“我会好起来的”。

（4）简化生活：适当改变一下生活，如果发现某事太难做，干脆置之不理。

（5）参与活动：参加一些擅长的、能让自己有成就感的活动，即使一开始只是个旁观者，也不要放弃这些机会。这样的活动能让你逐渐恢复自信，对治疗抑郁症大有益处。

（6）认可小进步：只要抑郁症状有了一点改善，你都要学着感到满足。

（7）防止复发：首先，严格遵循医生制订的治疗计划，并保持良好的生活习惯。其次，对复发讯号保持警觉。

值得注意的是，男性更倾向于在他人面前隐藏自己的情感，扮演“坚强者”角色。因此，女性产后男性抑郁症经常被人忽略，不为人所理解。因此，我们应该更加重视、关心围产期男性的心理健康。

第七章

如何确保教师的心理健康

教师是人类灵魂的工程师，只有教师心理健康才能保证学生的心理健康，教师心理健康事关祖国的未来，所以我们一起来探讨教师如何保持心理平衡这个话题。

健康有四大基石——合理膳食、适量运动、戒烟限酒、心理平衡。在知识经济趋向全球一体化的今天，面对充满生机活力的市场经济，摆在我们这些作为“灵魂工程师”的教师面前的将是：梦想与磨砺并存，挑战与机遇同在，希望与绝望相伴，快乐与痛苦共生，幸福与苦难并行。我们必然面临适应中的种种困扰，心理素质的竞争比以往任何时候都显得更为重要。正如联合国专家断言：“从现在到21世纪中叶，没有任何一种灾难能像心理危机那样带给人们持续而深刻的痛苦。”21世纪需要的人才应具有四大特点：会做人、会做事、善于与人合作、善于学习。如果一个人自身生活的频率很难与社会发展的频率同步，那么，不仅不能领先时代，恐怕连生存都是困难的。因此，时代呼唤健康心理，人才呼唤健康心理，健康心理将成为21世纪对人才的无声选择！

教师心理健康的意义

1. 教师的心理健康有利于教书育人

在这个迅速变化着的时代，所有人都不可避免地要面对充满矛盾的人生，每个人都注定会有许多心理的困扰。教师的心理是否健康不仅仅是个人的事情，它关系到年轻一代的健康发展。谁都希望自己周围的人，心理是健康的，因为“心病亦传染”，与心理健康的人生活在一起，会使人们的心理也健康。学生每天和教师在一起生活学习，他们需要心理健康的教师。

所罗门教授说："在个体人格之发展方面，教师的影响，仅次于父母。一个孩子如果拥有甜蜜的家庭，享有父母的爱，又得到一个身心健康的教师，那是无比幸福的。相反的，如果他既不能从父母那边得到足够的关怀与爱护，又受到情绪不稳定教师的无端困扰，必将造成许多身心发展的问题。"教师对学生人格之塑造，具有深刻的影响。因此我们更迫切地期待每一个教师的心理是健康的，精神是愉快的。

2. 教师心理健康有助于提高工作效率

教师的心理健康水平较高就会使其在智力、情感、意志和个性等方面都得到正常的健康的发展，以形成健全的人格，做到能自如地运用自己的智慧去应付客观环境，使教师的心理倾向和行为与社会现实的要求之间关系协调，使个体与环境取得积极的平衡，有利于教师的学习和工作。一个心理健康的教师能以正确的态度和方法来对待矛盾和处理问题，因此其学习、工作的效率必然优于心理不健康的人。

3. 教师的心理健康有助于身体健康

心理健康与生理健康关系极为密切。一方面，一个人的身体的健康状态影响心理健康。另一方面，心理健康的水平也影响身体健康。只有健康的心理才能培养健康的身体。例如，喜爱、愉快、自信、平和的心态有助于提高人的免疫能力，使人有效地抵抗疾病的侵袭，从而促进身体健康。但心理上的不健康，如长期的过度焦虑、忧愁、烦恼、抑郁、愤怒，会导致生理上的异常或病变，如高血压、神经官能症、失眠、偏头痛、胃病等。人们常说"病从心生"。精神的瓦解必将导致身体的崩溃，不健康的心理对人的各个系统都有明显的影响。

健康标准

1. 什么是健康与心理健康

21 世纪健康新概念：健康不仅是没有疾病，而且包括躯体健康、心理健康、社会适应良好和道德健康。

根据联合国世界卫生组织（WHO）的定义，心理健康不仅指没有心理疾病或变态，不仅指个体社会生活适应良好，还指人格的完善和心理潜能的充分发挥，亦即在一定的客观条件下将个人心境发挥成最佳状态。

近年，世界卫生组织又提出了人的身心健康的八大标准，即“五快”“三良”。所谓“五快”指的是食得快、便得快、睡得快、说得快、走得快。食得快，说明胃口很好，对食物不挑剔，证明内脏功能正常；便得快，说明排泄轻松自如，证明胃肠功能良好；睡得快，说明中枢神经系统功能协调，且内脏无病理信息干扰；说得快，表明头脑清楚，思维敏捷，心肺功能正常；走得快，证明精力充沛、旺盛、无衰老之症。“三良”指良好的个性、良好的处世能力、良好的人际关系。良好的个性，即性格温和，意志坚强，经常保持乐观和幽默；良好的人际关系，即待人接物以“和为贵”为准则，遇事不斤斤计较，助人为乐，与人为善。

综上可知，心理健康是完整健康概念的组成部分。心理健康是良好心理素质的基本要求。

2. 教师心理健康的标准

教师心理健康的标准至少应包括以下几点：

（1）对教师角色认同，勤于教育工作，热爱教育工作。能积极投入到工作中去，将自身的才能在教育工作中表现出来并由此获得成就感和满足感，免除不必要的忧虑。

（2）有良好和谐的人际关系。具体表现在：①与人交往时了解彼此的权利和义务，将关系建立在互惠的基础上。其个人思想、目标、行为能与社会要求相互协调。②能客观地了解和评价别人，不以貌取人，也不以偏概全。③与人相处时，尊重、信任、赞美、喜悦等正面态度多于仇恨、疑惧、妒忌、厌恶等反面态度。④积极与他人做真诚的沟通．教师良好的人际关系在师生互动中则表现为师生关系融洽，教师能建立自己的威信，善于领导学生，能够理解并乐于帮助学生，不满、惩戒、犹豫行为较少。

（3）能正确地了解自我、体验自我和控制自我。对现实环境有正确的感知，能平衡自我与现实，理想与现实的关系。在教育活动中主要表现为；①能根据自身的实际情况确定工作目标和个人抱负。②具有较高的个人教育效能感。③能在教学活动中进行自我监控，并据此调整自己的教育观念，完善自己的知识结构，做出更适当的教学行为。④能通过他人认识自己，学生、同事的评价与自我评价较为一致。⑤具有自我控制、自我调适的能力。

（4）具有教育独创性。在教学活动中不断学习，不断进步，不断创造。能根据学生的生理、心理和社会性特点富有创造性地理解教材，选择教学方法，设计教学环节，使用语言，布置作业等。

（5）在教育活动和日常生活中均能真实地感受情绪并恰如其分地控制情绪。由于教师劳动和服务的对象是人，因此情绪健康对于教师而言尤为重要。具体表现在：①保持乐观积极的心态。②不将生活中不愉快的情绪带入课堂，不迁怒于学生。③能冷静地处理课题情境中的不良事件。④克制偏爱情绪，一视同仁地对待学生。⑤不将工作中的不良情绪带入家庭。

教师心理不健康的表现

从整体上看，教师群体和其他群体一样，其心理健康状况的不良表现主要有以下几个方面：

（1）人际敏感：主要指某些个人不自在与自卑感，特别是与他人相比时更为突出。在人际交往中表现出自卑感、心神不宁、明显不自在。以及在人际交往中自我意识过强，消极等待等。

（2）敌意：主要从思想、感情及行为三个方面来反映敌对的表现。具体的表现包括时常有厌烦的感觉，摔物，喜欢与人争论直到不可控制的脾气爆发等。

（3）躯体化：主要反映身体不适，包括心血管、胃肠道、呼吸和其他系统的主诉不适，头痛、背痛、肌肉酸痛以及焦虑等其他躯体表现。

（4）抑郁：主要表现为心境苦闷、生活兴趣减退，动力缺乏，活力丧失，失望，悲观等以及与抑郁有关的认知和躯体征象。

（5）偏执：主要表现为个体有偏执性思维，如敌对、猜疑、妄想、夸大等。

（6）强迫症状：主要指那些明知没有必要，但又无法摆脱的无意义的思想、冲动和行为。例如强迫性洗涤、强迫性仪式动作等。

（7）焦虑：一般指烦躁、坐立不安、神经过敏、紧张等主观焦虑体验以及由此产生的躯体表征，如气促、出汗、尿频、失眠、发抖、惊恐等。

（8）恐怖：恐惧的对象包括人、物、事等方面及社交恐怖。

（9）职业行为问题：教师的不健康心理在职业活动中的表现主要有：

①逐渐对学生失去爱心和耐心，并开始疏远学生，备课不认真甚至不备课，教学活动缺乏创造性，并过多运用权力关系（主要是奖、惩的方式）来影响学生，而不是以动之以情、晓之以理的心理引导方式帮助学生。时常将教学过程中遇到的正常阻力扩大化、严重化，情绪反应过度。如将一个小小的课堂问题看成是严重的冒犯，处理方法简单粗暴，甚至采用体罚等手段。或者有些教师在尝试各种方法失败后，对教学过程中出现的问题置之不理，听之任之。

②在教学过程中遇到挫折时拒绝领导和其他人的帮助和建议，将他们的关心看作是一种侵犯，或者认为他们的建议和要求是不现实的或幼稚的。

③对学生和家长的期望降低，认为学生是“孺子不可教也”，家长也不懂得如何教育孩子和配合教师，从而放弃努力，不再关心学生的进步。

④对教学完全失去热情，甚至开始厌恶、恐惧教育工作，试图离开教育岗位，另觅职业。这种怨职情绪常常会在教师之间得到互相的强化，从而影响整个学校的士气。

（10）教师的职业倦怠：职业倦怠是西方职业压力和心理健康研究中较为流行的一个概念。国外对这方面的研究较多，在国内几乎没有。职业倦怠是一种与职业有关的综合症状。它源于个体对付出和回报之间显著不平衡的知觉，这种知觉受个体、组织和社会因素的影响。职业倦怠的主要特点是对服务对象的退缩和不负责任，情感和身体的衰竭以及各种各样的心理症状，如易激惹、焦虑、悲伤和自尊心降低。这种状态在根本上由一种不平衡感（inconsequentibility）引起，即觉得帮助别人的种种努力已经无效，任务永远不会结束，而且总是不能从工作中得到回报。

教师心理不健康的成因分析

1. 职业因素

（1）教师劳动的特殊性造成的角色模糊、角色冲突、角色过度负荷是很多教师感到压力和紧张的根源。社会对教师的期望是教好每个学生，但是学生作为具有主动性和差异性的发展中的个体，其学业成绩较易衡量，但兴趣、行为、态度和价值观等方面的变化不仅缓慢、难以评价，而且往往与教师的付出不成比例，大部分教师难以证明自己到底取得了什么成就。这很可能导致教师的角色模糊，角色冲突也常常被教师体验到。早在 1984 年就有专家指出教师角色冲突的两个最主要的来源：①人们期望教师提供给学生高质量的教育，但教师又缺乏选择自己认为最好的教学方法和教材的自主权。②教师有维持纪律的责任，但教师又没有足够的权威做到这些。

根据在学校的调查和研究，教师的角色冲突还有以下几种类型：

①社会对教师职责的高要求、教师对自己从事教育事业的光荣感与现实社会中教师的经济地位、职业声望等的矛盾造成的角色冲突。

②教师所承担许多拉杂的非教学任务（如维持纪律；管理学生值日、卫生、上操等）与教师所要完成的教学任务之间的冲突。

③学生、家长和学校对教师角色的不同期望以及教师自己的价值观之间的冲突。

④教师的边缘地位造成的冲突。如学校中的副科教师常常被认为是无足轻重的，这与教师的职业自豪感相冲突。

⑤教师的社会角色规定与其真实人格及真实情绪体验之间的冲突。

此外，教师的角色过度负荷也值得重视。目前，班级容量越来越大，每个学生都有自己的需要、兴趣、动机和成就水平，每个家长都希望教师重视他们的“独生子女”，教师要最大限度地满足学生、家长及学校的需要又不能表现出烦躁、沮丧等情绪，这不能不造成角色过度负荷。

（2）与其他劳动者相比，教师属于一个比较孤立、比较封闭的群体，与社会的联系较少，参与种种决策的机会也很少。大部分教师生活在一个儿童的世界里，教师90%的工作时间是专门与儿童在一起的，他们进行反思和与亲朋好友交流的时间很少。因此，教师的合群需要和获得支持的需要经常得不到满足。国外有些研究曾发现教师职业倦怠与教师缺乏社会支持的知觉有很大的关系。

（3）职业的高压力：“学高为师，身正为范”，教师职业本身有其特殊性；教育对象的多样性，要求教师有多维度的心理取向；教育工作的示范性，要求教师加强自我形象的塑造；教育内容的广泛性，要求教师博大精深，不断完善自己的认知结构；教育任务的复杂性，要求教师有较强的心理调节与适应能力。所以有人将教师职业比喻为“太阳底下最光辉的事业”，正因为教师职业自身的高要求性，无形中就增加了教师的心理负荷。

(4) 其他因素。目前教师普遍认为自己的自主权太小，教材、教学进度甚至教学方法都不由教师决定，学校的组织管理在一定程度上只重工作任务的完成而不顾教师的个人需要，管理手段简单机械。

2. 社会因素

在中国历史上，儒家的尊师传统对尊师重教的社会风气影响极大，但是这里的“师”指的是“成人之师”“儿童之师”的情形则有所区别了，如中国民间有“家有三斗粮，不当孩子王”“三教九流，教为末等”的说法。随着时代的进步，教师的地位有所提高。然而，我们也应看到这样一些事实：

(1) 现代信息技术的普及和大众传媒的飞速发展，使知识、信息的普及化程度大大提高，教师早已不是学生唯一的信息源了，这使得教师的权威意识日渐失落，教师的社会地位和社会作用受到了严峻的挑战。尤其是当前我国素质教育的全面推行更是对教师素质提出了全新的要求，冲击着教师的心理。

(2) 教师劳动的复杂度、繁重度、紧张度比一般职业劳动者大，但教师的待遇一直没有得到应有的提高。住房、医疗保健福利和其他方面的福利如解决夫妻分居、子女就业等都较差，尤其是一些农村、山区学校更是如此。中国的职称评定也远不能满足教师的需要。

(3) 教师的社会地位依然较低。社会对教师的看法与教师的神圣职责是不成比例的，尽管《教师法》颁布(1993.10.31)、实施(1994.01.01)多年，教师被侮辱、被殴打事件仍不断发生，时有耳闻。凡此种种，都有可能成为教师心理压力的来源。

3. 个人因素

在相同的压力下，有些教师可能会出现心理问题，有些则能维持健康的心理状态。造成这些差别的个人因素主要有：

（1）人格因素：研究发现，不能客观认识自我和现实，目标不切实际，理想和现实差距太大的教师或有过于强烈的自我实现和自尊需要的教师更容易出现心理问题。此外，教师中的外在控制源者，即认为事情的结果不是决定于自己的努力，而是由外界控制的教师比内在控制源者更难应付外界的压力情境或事件，因而心理健康水平也较差。

（2）个人生活的变化：在人的一生中，经常会有生活的变化，无论这些改变是积极的（如结婚、升迁）或是消极的（如亲人死亡、离婚），都需要个体做出种种心理调整以适应新的生活模式。在这种调整时期，心理问题容易发生。尤其是进入一个人生阶段到另一个人生阶段的过渡时期，如艾里克森等提出的“中年危机时期”，个体需要对自己、家庭及职业生活做出再评价，这些很可能会显著地影响个体的自尊、婚姻关系以及对工作的忠诚和投入。

4. 教育高标准

在素质教育的春风下“分分分，学生的命根”已成为中小学生的历史，但“分分分，老师的命根”却依然紧套在教师头上，教师的教学质量决定其评优晋级和奖金的发放，而衡量教师教学质量的标准还是学生的考分和升学率，这给教师带来不小的心理压力，过重的工作压力导致教师心理空间被严重挤压扭曲。

第八章

教师心理健康的自我维护

学生的心理健康非常重要，教师的心理健康更加重要。教师的心理健康该如何维护呢？教师的心理健康从根本上说还得由教师自己维护。一个优秀的教师应该能够处理好两个方面的关系——既关注学生的心理健康，同时也重视自己的心理健康。优秀的教师在需要的时候能承受巨大的压力，但他绝不应让自己一直处于压力之中以至于身心俱损，影响工作和生活的正常进行。教师如何维护自身的心理健康呢？

保持乐观心态

俗话说："笑一笑，十年少。"这是有一定道理的。科学研究也表明，笑1分钟，人全身会放松47分钟。面对工作的不顺、家庭的不和、人际关系的紧张、领导或同事的误解等问题，教师应该保持乐观心态，学会用微笑面对，以真诚对待，尽量避免正面冲突，改善不利于心理健康的客观环境。任何事物都有两面性。如果从消极的角度看，可能引起消极的情绪体验，陷入心理困境；从积极的角度看，则可以发现事物的积极意义，从而使消极情绪转化为积极情绪。正所谓"横看成岭侧成峰，远近高低各不同"。一件不好的事情，换个角度去思考，或许就会觉得并没有那么糟糕，这也是排解烦恼的一剂良方。

如丢了东西的人说："破财消灾。"侥幸逃过一劫的人说："大难不死，必有后福。"卸任官员说："无官一身轻。"有了这些自我安慰的理由，人们的生活就多了些弹性和韧性，凡事也就不必钻牛角尖了，由此减轻了生活的压力。换个角度看问题，常能海阔天空。

例：一位老太太有两个儿子，大儿子卖伞，二儿子晒盐。

为了两个儿子，老太太差不多天天愁，愁什么？每逢晴天，老太太叹息：这大晴天，伞可不好卖啊！于是为大儿子忧；每逢阴天，老太太又嘀咕：这阴天下雨的，盐可咋晒？于是为二儿子愁。终于积忧成疾，卧病在床。两个儿子倒也孝顺，四处访医问药，幸访得一智者，口授一计曰："晴天好晒盐，老太太应为二儿子高兴；阴天好卖伞，老太太应为大儿子高兴。这么转念一想，保你天天快乐。"老太太依计而行，果然变愁苦为欢乐，日渐心宽体健起来。

正所谓"横看成岭侧成峰"，事物总有两面性，关键在于你如何认识它。当你在认识、思考和评价客观事物时，要注意从多方面看问题。如果从某一角度来看，可能会引起消极的情绪体验，产生心理压力，这时只要能够转换一个视角，常会看到另一番景象，心理压力也将迎刃而解。

赶考的故事：

古时有位秀才第三次进京赶考，住在一个经常住的店里。考试前两天他做了三个梦，第一个梦是梦到自己在墙上种白菜，第二个梦是下雨天，他戴了斗笠还打伞，第三个梦是梦到跟心爱的表妹脱光了衣服躺在一起，但是背靠着背。这三个梦似乎有些深意，秀才第二天就赶紧去找算命的解梦。算命的一听，连拍大腿说："你还是回家吧。你想想，高墙上种菜不是白费劲吗？戴斗笠打雨伞不是多此一举吗？跟表妹都脱光了躺在一张床上了，却背靠背，不是没戏吗？"秀才一听，心灰意冷，回店收拾包袱准备回家。店老板非常奇怪，问："不是明天才考试吗，今天你怎么就回乡了？"秀才如此这般说了一番，店老板乐了："哟，我也会解梦的。我倒觉得，你这次一定要留下来。你想想，墙上种菜不是高种吗？戴斗笠打伞不是说明你这次有备无患吗？跟你表妹脱光了背靠背躺在床上，不是说明你翻身的时候就要到了吗？”秀才一听，更有道理，于是精神振奋地参加考试，居然中了个探花。

积极的人，像太阳，照到哪里哪里亮，消极的人，像月亮，初一、十五不一样。想法决定我们的生活，有什么样的想法，就有什么样的未来。

让我们以平和的心态面对工作、生活和学习，抛却所有的烦恼与困扰，正确地面对所发生的和没有发生的一切不如意的事，精神百倍地在人生的炼狱中锤打自己。春有百花秋有月，夏有凉风冬有雪，若无闲事挂心头，便是人间好时节。没有登不上的山峰，也没有趟不过去的河！对待人、事、物时如果能做到“晴天即爱晴，雨天也爱雨”，你的心情还会不快乐吗？

积极改革，培养兴趣爱好

1. 投身教育教学改革

社会要不断进步，就要不断改革，教育也如此。而改革必然会给教师带来新的情境，如果不能正确理解这一情境的意义，就无法选择、修正和控制。而面对不能控制的情境，教师就会产生情绪问题。因此，控制情境的首要一点就是要认清教育改革的迫切性，了解改革的基本思路，做到“有备无患”，而非“措手不及”。其次是根据教育改革的要求，不断学习，更新教育观念，调整教学行为，不断提高自身的综合素质，尽快适应素质教育的需求，从而在工作中能尽可能发挥自己的个性和聪明才智，从工作的成果中获得满足和激励。只有这样，才能真正拥有心理上的安全感。

2. 培养兴趣爱好

兴趣爱好与人的心理健康也有很密切的联系。教师拥有良好的兴趣爱好，不仅可以在教学中发挥意想不到的作用，还能使教师获得心理上的成就感和满足感。同时，它还可以陶冶教师的思想情操，消除教师的疲劳，解除教师的苦闷，可以减少消极情绪的产生，有利于良好情绪的保持和培养，对教师的心理健康大有裨益。教师可以利用双休日、假期及茶余饭后走出家门、校门，走向社会，走向大自然，培养一项或几项属于自己的兴趣爱好，使自己在紧张的工作之余，身心得以锻炼、娱乐，释放心理负荷。

端正认知

1. 树立正确的自我概念

教师这一职业是如今最“开放”的职业。他的工作得接受许多人直接或间接的检查和监督——学生、校长、教研员、学生家长、教育局等，以至整个社会。所有的这些人和社会团体都认为自己对教师的工作有评价的权利。对于教师应该怎么做，应该是什么样的人，他们都有自己不同的观念和想法。仅仅是与以上提到的这些人相处就可能让教师产生焦虑，不管是正常的焦虑还是神经过敏性焦虑。因此，教师应该树立正确而且稳定的自我概念。个体只有树立正确而稳定的自我概念，才能正确认识自己，客观评价自己，合理要求自己，了解并愉悦地接受自己的优点和缺点，不给自己设定高不可攀的目标。

2. 正确认识和对待失败

自我维护心理健康的能力包括很多，如角色调整的能力，从职业中获得满足和乐趣的能力，免于患上神经过敏性焦虑的能力。而教师对失败的看法是自我维护心理健康能力的中心因素。

正因为教师是心理上“开放”的职业，失败和过错发生的概率就特别大。人无完人，金无足赤，每个人都会有错，每个人都会有失败的经历，关键是看怎么去认识和对待自己的失败。如果能从失败中吸取教训、总结经验，失败就是成功之母。而且能减少压力和焦虑的来源，更有利于自身的心理健康。我们之所以烦恼是因为——有一种错误叫放大痛苦。

例如：有位农妇不小心打破了一个鸡蛋，这本是一件再平常不过的事，但这位农妇却沿着这种思路想下去了：一个鸡蛋经孵化后可以变成一只小鸡，小鸡长大后成了母鸡，母鸡又可下很多蛋，蛋又可孵化为很多母鸡。最后农妇大叫一声：“天啊！我失去了一个养鸡场。”可以想象农妇将会怎样痛苦下去。

失去一个鸡蛋的痛苦竟放大成失去一个养鸡场的痛苦，在常人看来确实有些荒诞，但生活中这种人却大有人在。孩子生病了，焦急的母亲一边守着病儿，一边又焦急地想着孩子的学习肯定耽误了，耽误了学习肯定影响升学，影响了升学就会影响就业。如此这般母亲会被痛苦折磨的像热锅上的蚂蚁。放大了的痛苦可能会将这个家击倒。

我们总觉得活得很累，我们总有排泄不完的痛苦，这是为什么？原因很多，但其原因之一肯定是常犯一种错误——放大痛苦。

调适情感

1. 情绪控制

情绪控制指个体对自身情绪状态的主动影响。这里主要讲教师在学生面前应控制自己的消极情绪，不把挫折感带进教室，更不要发泄在学生身上。教师觉得在工作中受到了委屈，很自然地容易把气发泄在坐在自己教室里的学生身上，因为学生常常就是让他们受委屈的“罪魁祸首”之一。本来，适当地刺激一下捣蛋学生的自尊对矫正学生的问题行为可能是有效的，然而教师在情绪激动的时候很难把握好这一尺度，常常就可能伤害学生，也破坏了自己在学生心中的形象。如果教师是因为自己遇到了挫折而烦躁，并且因此而斥责学生，学生们是能够意识到的。他们不仅不愿再尊重教师，听教师的话，还可能会报复教师。

有这样一些人，他们似乎从没有快乐过：倒霉的日子一天接着一天，糟糕的事情一件接着一件；烦恼无休无止，终日忧心忡忡；愤怒、暴躁影响着亲情、友情。多么讨厌、多么残酷的生活！如果恰巧你就是这样的人，请别气馁，你能改变这一切，如果你了解并熟练运用“90：10 法则”，就可以解决这些问题。

那么，什么是“90：10 法则”呢？简要地说就是，生活的 10% 是由发生在你身上的事情组成的，而另外的 90% 则由你对所发生的事情如何反应所决定。“90：10 法则”的内在含义是：我们确确实实无法控制发生在我们身上的 10%，比如我们无法阻止我们的轿车一天天变旧，也无法不让飞机晚点，一个偶然的事故就让我们遭遇令人恼怒的堵车。这些都属于那10%，我们都控制不了。但另外的90%就不同了。你完全能决定这另外的90%。

让我们举个例子吧。你正在和你的家人吃早餐，你的女儿碰翻了牛奶杯，牛奶弄脏了你干净的衣裳，接下来发生的事情就将取决于你的反应了。一种反应是：你严厉地责骂了女儿，她泪流满面。你又转向你的“那一位”，埋怨他（她）不该将杯子放在桌子边上，一场口舌之争就这样开始了。你怒不可遏地跑到楼上，换下衬衣，再回到楼下，发现女儿只顾哭了，没吃完早饭，也错过了班车，而这时你的“那一位”也必须马上去上班，你只好急急忙忙开车送女儿去学校，因为晚了，开车超速，闯了红灯，被交警违章罚款后，你们到了学校。20分钟后，你来到办公室，发现忘记带一份重要的文件。你倒霉的一天就这样开始了，而且随着时间的流逝，变得越来越糟糕。等你下班回到家中，你发现，你和你的“那一位”以及女儿之间别别扭扭的。为什么你会有这么糟糕的一天呢？有4个可能原因：①牛奶。②女儿。③交通警察。④你自己。答案是D。你对牛奶洒了这件事没有掌控好你的反应。你的反应导致了你糟糕的一天。

遇到这样的事情不妨换一种反应。牛奶溅在了你身上。你女儿吓得快哭出来了。你温和地说：“没事，宝贝，你下次小心就是了。”你随手拿起一条毛巾，边擦衣服边跑到了楼上，换了衬衣，拿上文件，你下楼来，看到女儿上了校车。你和你的“那一位”上班之前，互道再见。你提前5分钟来到办公室，你高高兴兴地跟同事们打招呼，于是开始了你开心的一天。

同样一件事，却有完全不同的结果。为什么？因为不同的反应。你控制不了所发生的10%，但你完全可以通过你的反应决定剩余的90%。90∶10法则，让你保持乐观情绪。使用90∶10法则，你的生活将因此阳光明媚。

2. 合理宣泄

卡耐基说过："生活就像一面镜子，你对它哭，它就对你哭，你对它笑，它就对你笑。"同时，心理学研究也表明，如果自己的情绪长期得不到合理宣泄的话，日积月累形成了潜在的能量即"情感势能"，这种能量一旦超越个体所能承受的限度，就会出现"零存整取"的后果。而教师面对繁重的工作、复杂多变的教育对象、迅速变化的世界，难免会产生各种各样的消极情绪，如不及时疏导，不仅影响自身，而且还会投射到学生身上。但教师角色要求我们不能将烦躁、冲动的情绪带入课堂，以免传递给学生，影响师生之间的正常交往。假如走出课堂，为什么不可以暂时去掉"教师"这个标签，随意挥洒一下自己的喜怒哀乐呢？我认为情绪的宣泄可以从"身"和"心"两个方面着手。"心"的方面如在适当的环境下找人倾诉。将心中的烦恼和委屈向亲朋好友诉说后，会使人感到心里轻松多了。或者在适当的环境下放声大哭或大笑、大喊。"身"的方面如剧烈的体力劳动，纵情高歌，逛逛街买点自己喜欢的东西等。还可以出门旅游，在大自然中使自己的情操得到陶冶。你会发现：生活中并不是缺少美，对于我们的眼睛，只是缺少发现。

3. 从其他地方寻求满足感

如果教师觉得在学校中无法获得心理上的成就感和满足感，可以试着在教室以外寻求成就感。培养一项有创造性的爱好，比如集邮、写作等。个体能够随着这些爱好的深入而体验到满足。

另外，教师应努力营建一个幸福和谐的家庭。美满的家庭，幸福的婚姻，能促进个体健康人格的形成与发展，能在个体遇到困难时给予鼓励和帮助，缓解个体的心理压力。

做到宽容待人

我们常说：宽容待人，忍让当先，吃点亏显风格，不生气就是福。作为教师特别要注重把学生视为自己的“同龄人”，放下架子，理解学生的难处，宽容学生的失误，甚至容忍学生的“无礼”，始终把学生当作学习的主人，还应敢于自嘲，敢于解剖自己，使自己与学生之间形成一种平等、和谐、相互尊重的氛围。在对待其他事情上也一样，退一步海阔天空，不用斤斤计较，用尊重与宽容去赢得快乐、赢得健康。

例如，有位老师进了教室，在白板上点了一个黑点。他问班上的学生说：“这是什么？”大家都异口同声地说：“一个黑点。”老师故作惊讶地说：“只有一个黑点吗？这么大的白板大家都没有看见？”你看到的是什么？每个人身上都有一些缺点，但是你看到的是哪些呢？是否只有看到别人身上的黑点；却忽略了他拥有了一大片的白板（优点）？其实每个人必定有很多的优点，换一个角度去看吧！你会有更多新的发现。

在教学工作中，有时学生的错误也有价值。

例如，一个学生在朗读课文“砍头不要紧，只要主义真。杀了夏明翰，还有后来人！”时把“还有后来人”误读成”了“还有后人来”。大家听了都哄笑起来，教室里的严肃气氛顿时化为乌有。怎么办呢？但见这位教师神态自若，她从容不迫地问："同学们，你们在笑什么？这位同学念的意思并没有错呀！"经她这么一说，教室里静了下来。她接着说："还有后来人的意思是还有接班人；还有后人来的意思还有人接班。"这时，教室里鸦雀无声。教师又亲切地说："当然，意思不变，并不等于说这位同学读对了。他所以念错，是由于没有看清楚的缘故。如果仔细看，认真读，就不会出这种不应该错的错误了。我们请他再为大家朗读一遍，好吗？"学生们听了，情不自禁地鼓起掌来。这时，那位站着的学生情绪更加激昂地读了起来。

具备奉献意识，乐于助人

人生的真正价值在于对社会的奉献，而教师的工作从本质上讲是一种奉献，教师一旦具有这种境界，就会无论何时何处都能享受因奉献而产生的幸福感。你会为学生学会一种写作方法而高兴，会为学生解出一道难题而兴奋，会为一位差生的成功转化而欢呼，会为一位优生在比赛中取得优异成绩而骄傲……总之，你会为孩子在你的教育下无数点滴的进步而陶醉，这样你的心理也得到了净化与升华。

故事两则：

在一场激烈的战斗中，上尉忽然发现一架敌机向阵地俯冲下来。照常理，发现敌机俯冲时要毫不犹豫地卧倒。可上尉并没有立刻卧倒，他发现离他四五米远处有一个小战士还站在那儿。他顾不上多想，一个鱼跃飞身将小战士紧紧地压在了身下。此时一声巨响，飞溅起来的泥土纷纷落在他们的身上。上尉拍拍身上的尘土，回头一看，顿时惊呆了：刚才自己所处的那个位置被炸成了一个大坑。

古时候，有两个兄弟各自带着一只行李箱出远门。一路上，重重的行李箱将兄弟俩都压得喘不过气来。他们只好左手累了换右手，右手累了又换左手。忽然，大哥停了下来，在路边买了一根扁担，将两个行李箱一左一右挂在扁担上。他挑起两个箱子上路，反倒觉得轻松了很多。

把这两个故事联系在一起也许有些牵强，但他们确实有着惊人的相似之处：故事中的小战士和弟弟是幸运的，但更加幸运的是故事中的上尉和大哥，因为他们在帮助别人的同时也帮助了自己！

管理心得：在我们人生的道路上，肯定会遇到许许多多的困难。但我们是不是都知道，在前进的道路上，搬开别人脚下的绊脚石，有时恰恰是为自己铺路？

调整心态，变压力为动力

心理健康与人的主观态度有很大的关系。站在同样的位置，一个人看到了阳光，另一个人看到了阴影。心理健康的人习惯以积极乐观的心态对待周围的一切，而心理不健康的人则相反。因此，教师不妨换一个角度对待工作压力："人没有压力，成就不了事业。"有关研究发现，适度的压力可以激发人的免疫力，从而延长人的寿命，只要我们能够愉快地接受压力，承受压力，压力是有益无害的，它能够挖掘出人的潜能，激发人的创造力。

斯宾诺莎说："不悲哀，不嘲笑，不怨天尤人，而只是理解。"这是我们对付生活压力的一服良药。现代社会是竞争激烈的社会，优胜劣汰是社会发展、进步的必然规律。回避竞争、抱怨竞争不但于事无补，反而使自己心理状况变得更糟糕，所以，转换一下看问题的角度，以一种坦然、理解的积极态度来面对一切，压力也可以变为动力。

学会心理调节方法

（1）美好想象解压法：近年来心理学研究表明，美好事物想象法是治疗心理障碍的一种有效方法，富有感情的美好想象，不但可以使人忘掉烦恼，而且对心率、血压、呼吸都会产生良好的影响，对健康十分有利（境由心生）。

（2）运动解压法：人的大脑分左右两半球，忧郁等不良情绪通常发自左半球，而愉快情绪则发自右半球。人们在进行运动时，左半球会逐渐受到抑制，右半球则取得支配地位。因此，通过参加一些劳动、体育锻炼、娱乐活动可解除紧张郁闷等不良情绪，保持健康心态。

（3）谈话聊天解压法：教师应扩大人际交往范围，与家人、朋友保持良好的关系，当压力过大、情绪紧张时，可以通过谈话聊天，得到亲人、朋友的理解安慰，解除内心的压力。

（4）走进大自然解压法：法国作家莫罗阿认为：最广阔、最仁慈的避难所是大自然。森林、高山、大海之苍茫伟大，衬托出我们个人的狭隘渺小。教师应忙中偷闲，走进大自然，尽情松弛，冲淡紧张的压力。此外，教师还应培养多方面的兴趣爱好，养成良好的生活习惯，创设一个和睦美满的家庭氛围等，这些都有助于保持心理的健康。

我们每个人都生活在这个无比丰富而又充满各种竞争压力

的社会中，大大小小的问题总会不断出现，它们就像赶不走的飞蛾一样，不停地围着你转。实际上，这都不是什么可怕的事。最可怕的事是自己不能够正确地面对它们，而让自己乱了方寸。因此，作为教师，心理健康的维护和增进更主要的还是取决于我们的内因。自己把自己说服了，是一种理智的胜利；自己被自己感动了，是一种心灵的升华；自己把自己征服了，是一种人生的成熟。大凡说服了、感动了、征服了自己的人，就有力量征服一切挫折、痛苦和不幸。

学会沟通与交往

生活中人人都渴望得到真诚的友谊，当遇到困难自身无力解决时，渴望得到别人的帮助，渴望身边的人能指点迷津。善于交往，乐于助人，尊重同事，尊敬师长，这是建立良好人际关系的先决条件，而建立良好的人际关系是保持人们心理健康的重要因素。善待身边人和事，能够促进我们心理健康，促进良好的人际关系建立。

学会放弃

古人说道：“君子有所为有所不为。”人生的历程就是不断选择的过程，选择就要有所取舍，选择与放弃是同时并存的。人生有太多让我们心动的东西，让我们想去追逐。但实际上我们不能全部拥有它，假如我们偏偏不愿正视这个现实，就必然会引起许多不必要的烦恼。像评先进、评模范、评职称、提干等，有时不一定会全满足我们的心意，为什么我们有时候就是提不起、放不下呢？原因就是我们还没有学会放弃，还没有体会到放弃也是一种美。举个例子，猴子的执着：在亚洲，有一种捉猴子的陷阱，人们把椰子挖空，然后用绳子绑起来，挂在树上或固定在地上，椰子上留了一个小洞，洞里放了一些食物，洞口大小恰好只能让猴子空着手伸进去，而无法握着拳头伸出来。猴子闻香而来，将它的手伸进去抓食物，理所当然地，紧握的拳头便缩不出洞口，当猎人来时，猴子惊慌失措，更是逃不掉。

没有任何人捉住猴子不放，它是被自己的执着所俘虏，它只需将手放开就能缩回来。

心中的欲念使我们放不下，内心的欲望与执着，使我们一直受缚，我们唯一要做的，只是将我们的双手张开，放下无谓的执着，就能逍遥自在了。

学会忍耐，欲速则不达

有一个小孩子在草地上发现了一个蛹。他把蛹捡起来带回家，要看看蛹是怎样羽化为蝴蝶。过了几天，蛹上出现了一道小裂缝，里面的蝴蝶挣扎了好几个小时，身体似乎被什么东西卡住了，一直出不来。小孩子看着于心不忍，心想；我必须助它一臂之力。于是，他拿起剪刀把蛹剪开，帮助蝴蝶脱蛹而出。可是，这只蝴蝶的身躯臃肿，翅膀干瘪，根本飞不起来，不久就死去了。

从这个故事里，我们可以体会到“揠苗助长”“欲速则不达”的真谛。瓜熟蒂落，水到渠成，蝴蝶必须在蛹中痛苦挣扎，直到它的双翅强壮了，才会破蛹而去。人何尝不是如此呢，煎熬、磨炼、挫折、挣扎，这些都是成长的必经的过程。急于成功的人，别忘了一句哲人的名言：人生必须背负重担，一步一步慢慢地走，稳稳地走，总有一天，你会发现自己是走得最远的人。

为自己而活，你在为谁而玩

举个国外的例子：

一群孩子在一位老人家门前嬉闹，叫声连天。几天过去，老人难以忍受。于是，他出来给了每个孩子25美分，对他们说："你们让这儿变得很热闹，我觉得自己年轻了不少，这点钱表示谢意。"孩子们很高兴，第二天仍然来了，一如既往地嬉闹。老人再出来，给了每个孩子15美分。他解释说，自己没有收入，只能少给一些。15美分也还可以吧，孩子们仍然兴高采烈地走了。第三天，老人只给了每个孩子5美分。孩子们勃然大怒，"一天才5美分，知不知道我们多辛苦！"他们向老人发誓，他们再也不会为他玩了！

在这个寓言中，老人的算计很简单，他将孩子们的内部动机"为自己快乐而玩"变成了外部动机"为得到美分而玩"，而他操纵着美分这个外部因素，所以也操纵了孩子们的行为。故事中的老人，像不像是你的老板、上司？而美分，像不像是你的工资、奖金等各种各样的外部奖励呢？

如将外部评价当作参考坐标，我们的情绪就很容易出现波动。因为，外部因素我们控制不了，它很容易偏离我们的内部期望，让我们不满，让我们牢骚满腹。不满和牢骚等负性情绪让我们痛苦，为了减少痛苦，我们就只好降低内部期望，最常见的方法就是减少工作的努力程度。黎巴嫩著名的诗人纪伯伦说的一句话：我们已经走得太远，以至于忘记了为什么而出发。

做一个积极的人，生活是自己创造的

有个老木匠准备退休，他告诉老板，说要离开建筑行业，回家与妻子、儿女享受天伦之乐。老板舍不得他的好工人走，问他是否能帮忙再建一座房子，老木匠说可以。但是大家后来都看得出来，他的心已不在工作上，他用的是软料，出的是粗活。房子建好的时候，老板把大门的钥匙递给他。“这是你的房子，”他说，“我送给你的礼物。”老木匠震惊得目瞪口呆，羞愧得无地自容。如果他早知道是在给自己建房子，他怎么会这样呢？现在他得住在一幢粗制滥造的房子里！

我们又何尝不是这样。我们漫不经心地“建造”自己的生活，不是积极行动，而是消极应付，凡事不肯精益求精，在关键时刻不能尽最大努力。等我们惊觉自己的处境，早已深困在自己建造的“房子”里了。把你当成那个木匠吧，想想你的房子，每天你敲进去一颗钉，加上去一块板，或者竖起一面墙，用你的智慧好好建造吧！你的生活是你一生唯一的创造，不能抹平重建，即使只有一天可活，那一天也要活得优美、高贵！

第九章

如何确保大学生的心理健康

大学时代是人生重要的转折点，大学生从心理学的观点来看，正处于青年中期，是由儿童青少年向成人过渡阶段，人生观和价值观逐渐形成。

大学生的心理具有青年中期的许多特点，但作为一个特殊群体，大学生又不能完全等同于社会上的青年。心理是否健康一般采用量表测量，其标准不是固定不变的。心理健康标准随着时代变迁、文化背景变化而变化。

健康观

理论研究与实践证明，人是生理、心理与社会层面的统一。人不仅仅是一个生物体，而且是有着复杂的心理活动、生活在一定的社会环境中的完整的人。

世界卫生组织（WHO）提出，健康是一种生理、心理与社会适应都臻于完满的状态，而不仅是没有疾病和摆脱虚弱的状态。并进一步指出健康的新概念：

（1）有充沛的精力，能从容不迫地担负日常工作和生活，而不感到疲劳和紧张；

（2）积极乐观，勇于承担责任，心胸开阔；

（3）精神饱满，情绪稳定，善于休息，睡眠良好；

（4）自我控制能力强，善于排除干扰；

（5）应变能力强，能适应外界环境的各种变化；

（6）体重得当，身材匀称；

（7）牙齿清洁，无空洞，无痛感，无出血现象；

（8）头发有光泽，无头屑；

（9）反应敏锐，眼睛明亮，眼睑不发炎；

(10) 肌肉和皮肤富有弹性，步伐轻松自如。

因此，健康是生理健康与心理健康的统一，二者是相互联系、密不可分的。当人的生理产生疾病时，其心理也必然受到影响，会产生情绪低落、烦躁不安、容易发怒，从而导致心理不适；同样，长期的心情抑郁、精神负担重、焦虑的人也易产生身体不适。因此，健全的心理与健康的身体是相互依赖、相互促进的。

调查结果表明：学业问题、情绪问题、人际关系问题、焦虑问题、情感问题、性健康、特殊群体心理健康问题和大学生活适应问题是目前大学生中普遍存在的心理健康问题。

健康标准

心理学家将大学生心理健康的标准描述为以下几点：

(1) 有适度的安全感，有自尊心，对自我的成就有价值感。

(2) 适度地自我批评，不过分夸耀自己也不过分苛责自己。

(3) 在日常生活中，具有适度的主动性，不为环境所左右。

(4) 理智，现实，客观，与现实有良好的接触，能容忍生活中挫折的打击，无过度的幻想。

(5) 适度地接受个人的需要，并具有满足此种需要的能力。

(6) 有自知之明，了解自己的动机和目的，能对自己的能力做客观的估计。

(7) 能保持人格的完整与和谐，个人的价值观能适应社会的标准，对自己的工作能集中注意力。

(8) 有切合实际的生活目标。

(9) 具有从经验中学习的能力，能适应环境的需要改变自己。

（10）有良好的人际关系，有爱人的能力和被爱的能力。在不违背社会标准的前提下，能保持自己的个性，既不过分阿谀，也不过分寻求社会赞许，有个人独立的意见，有判断是非的标准。

常见心理障碍

1. 嫉妒心理

嫉妒是在人际交往中，因与他人比较发现自己在才能、学习、名誉等方面不如对方而产生的一种不悦、自惭、怨恨甚至带有破坏性的行为。特点是：对他人的长处、成绩心怀不满，抱以嫉妒；看到别人冒尖、出头不甘心，总希望别人落后于自己。嫉妒还有一个特点：就是没有竞争的勇气，往往采取挖苦、讥讽、打击甚至采取不合法的行动给他人造成危害。这种情况严重阻碍了大学生的心理健康和交际能力，给大学生成人和成才带来了莫大的困难，因为嫉妒会吞噬人的理智和灵魂，影响正常思维，造成人格扭曲！有嫉妒心的人应多从提高自身修养方面上下功夫，多转移注意力，积极升华自己的劣势为优势，采取正当、合法和理智的手段来消除这一心理。

2. 自卑心理

自卑是人际交往的大敌。自卑的人悲观、忧郁、孤僻、不敢与人交往，认为自己处处不如别人，性格内向，总觉得别人瞧不起自己。这类人主要是由以下几种原因引起：过多的自我否定、消极的自我暗示、挫折的影响和心理或生理等方面的不足。像有的学生身材矮小、相貌丑陋、出身低微、学习差等。

这种同学在学校中为数不少，这就加大了学生管理的难度和学校教育的管理力度。怎样才能让学生改正这种心理呢？首先，要教育学生采用积极的态度来面对，让他们正确地认识自己，提高自我评价，自卑心理的形成主要来源于社交中不能正确认识自己和对待自己。其次，要引导学生采用“阿 Q”精神胜利法，人无完人、金无足赤，学会积极与人交往，增强自信，任何一个交际高手都不是天生的。

3. 孤独心理

孤独是一种感到与世隔绝、无人与之进行情感或思想交流、孤单寂寞的心理状态。孤独者往往表现出萎靡不振，并产生不合群的悲哀，从而影响正常的学习、交际和生活。这类学生主要由以下几种原因引起：性格过于自负和自尊。有句话说得好：水至清则无鱼，人至察则无友。自尊、自负、自傲都会引起孤独的产生；还有一种人比较容易孤独，那就是“喜欢做语言上的巨人、行动上矮子的人！”怎么样才能够改变这种心理呢？首先要把自己融入集体中，马克思说过：只有在集体中，个人才能获得全面发展的机会！一个拒绝把自己融入集体的人，孤独肯定格外垂青他！其次要克服自负、自尊和自傲的心态，积极参加交往。当一个人真正地感到与他人心理相融、为他人所理解和接受时，就容易摆脱这种孤独误区了！

4. 报复心理

所谓报复，是在人际交往中，以攻击方法发泄那些曾给自己带来挫折的人的一种不满的、怨恨的方式。它极富有攻击性和情绪性。报复心理和报复行为常发生在心胸狭窄、个性品质不良者遭到挫折的时候。据社会心理学家研究表明：报复心理的产生不仅同个性特点有关，而且与挫折的归因和环境有关，报复常常以隐蔽的形式进行。因为报复者常常以弱者的身份出现，他们没有足够的心理承受能力和公开的反击能力，所以只有采取隐蔽的方式来进行报复。这种心理给报复者的人际交往带来了莫大的阻力和压力。想改变这种心理，需要提高报复者自身的自制力，要反思报复结果的危害性，学会宽容。俗话说：“宰相肚里能撑船。”

5. 交往困惑

异性交往本来是很正常的社交活动，同时也是一个一直令大学生棘手的社交障碍。有些学生在不良心理因素的作用下，与异性交往时总感到要比与同性交往困难得多，以至于不敢、不愿，甚至不能和异性交往。这些大学生主要因为不能正确区别和处理友谊与爱情的关系，部分大学生划不清友情与爱情的界限，从而把友情幻想成爱情。大学生的年龄本来就是一个情愫迸发的年龄，对异性的渴望本是正常的事。但由于一些大学生受传统观念的影响，特别是封建社会“男女授受不亲”的文化传统，认为男女之间除了爱情就没有其他什么了，使得他们还没有树立起正确“异性朋友观”。这必然会对大学生异性间交往带来一定的消极影响。再一个是舆论的影响，有的学校、老师、家长对男女同学之间交往横加干涉，这势必加重了异性之间交往的困难。要摆脱异性交往的困惑，首先要摆脱传统观念的束缚，要开展丰富多彩的集体活动，因为集体活动有利于男女同学建立自然、和谐和纯真的人际关系，其次要讲究分寸，以免引起不必要的误会。

心理危机的干预

心理危机干预是指在心理学理论指导下对有心理危机的个体或群体的一种短期的帮助行为，其目的是及时对经历个人危机、处于困境或遭受挫折和将发生危险的对象提供支持和帮助，使之恢复心理平衡。它不同于一般的心理咨询和治疗，最突出的特点是及时性、迅速性，其有效的行动是成功的关键。

大学生心理危机干预的一般原则主要有四条：

（1）陷入危机的当事人往往因不了解真相而产生错觉，夸大危机的情境，对结果的想象远比事实更糟。因此，危机干预必须运用适当的方式、手段和语言，适当帮助当事人发现事实的真相，正视现实，走出困境；

（2）面临危机心绪不佳、郁闷、痛苦是正常的，帮助当事人接受你的帮助，在你的帮助下经历、体验并开始摆脱痛苦，有助于当事人最终走出危机；

（3）对当事人的处境表示同情和关注并有所准备地给当事人指明解决危机的办法，使其明白自己该做些什么、怎么做；

（4）必须避免怂恿当事人责备他人。

心理危机的预防

（1）重视并开展大学生心理咨询工作，通过语言、文字等媒介，给咨询对象以帮助、启发和教育，解决其在学习、工作、生活、疾病、康复等方面出现的心理问题。

（2）加强校园文化建设，改善大学生的社会心理环境，通过开展丰富多彩的校园文化生活，满足大学生精神和心理需求，为他们展现天赋和才华、发泄内心的激情、增强竞争意识、获取自信心提供平台。

（3）构建大学生成才服务体系，为大学生心理减负减压，如加强学习与考研的辅导，帮助他们进行职业生涯规划，为毕业生提供就业信息，搭建就业平台，开展就业指导等，为处于困境中的学生提供及时有效的支持，帮助其顺利渡过难关。

（4）开展心理健康教育活动，丰富大学生心理学知识，增强他们心理保健意识，端正他们对心理咨询的看法，引导他们主动寻求帮助，缓解负性的情绪，避免因心理问题加重而导致心理危机的发生。

（5）开展心理素质训练，提升大学生心理调适能力，通过各种途径锻炼他们的意志、训练他们的心理素质，使他们保持心理健康。

（6）开展大学生心理辅导和心理咨询工作，通过各种辅导形式，对大学生的独立生活及社会环境的适应、学习与社会工作关系的处理、人际交往的适应、恋爱问题的处理等多方面进行指导与帮助。

总之，构建完善的大学生心理健康教育体系，培养健全的人格，是预防心理危机的根本途径。

心理调适方法

大学生心理健康一直都是心理学研究的一个重要课题，对于如何让大学生保持心理健康，心理学家们一直都有提出很多不错的方法。在这里，介绍微心理网整理的 6 种方法，希望处于大学生活中的同学们，能更好地保持自己的心理健康。

1. 平心法

拥有一个好的心态是非常重要的，尽量做到“恬淡虚无”“清心寡欲”，不为名利、金钱、权势、色情所困扰，看轻身外之物，同时又培养自己广泛的兴趣爱好，陶冶情操，充实和丰富自己的精神生活。

2. 松弛法

这是一个主动的行为心理放松方式，不妨多进行练习，当你被人激怒后或十分烦恼时，迅速离开现场，做深呼吸运动，并配合肌肉的松弛训练，以意导气，逐渐入境，使全身放松，摒除脑海中的一切杂念。

3. 冷静法

其实就是冷静，让自己快速地冷静下来，靠高度的理智来克制怒气暴发，在心中默默背诵名言“忍得一肚之气，能解百愁之忧”“君子动口不动手”等。万一节制不住怒气，则应迅速脱离现场，在亲人面前宣泄一番，倾诉不平后尽快地将心静下来。

4. 自脱法

人是社会性的，人脱离不了社会，所以经常参加一些有益于身心健康的社交活动和文体活动，广交朋友，促膝谈心，交流情感。既可以宣泄我们的不良情绪，又可以缓解我们的心理压力。也可根据个人的兴趣爱好，来培养生活的乐趣，常到公园游玩或赴郊外散步，欣赏乡野风光，体验大自然美景。

5. 心闲法

心闲法其实就是一种心理放松的方法，通过闲心、闲意、亲情等意境，来放松我们的心理压力，消除身心疲劳，克服心理障碍。

6. 豁达法

有一个宽阔的心胸，我们的不良情绪就很难攻占。如果我们能做到豁达大度，遇事从不斤斤计较、性格开朗、合群、坦诚、少私心，那么我们就不会有烦恼，也不会有大的情绪波动，心理自然就健康了。

开展健康教育

1. 开设课程

在初中、高中的起始年级开设活动课，通过问题辨析、情景设计、角色扮演、游戏辅导、心理知识讲解等形式，普及心理健康科学常识，帮助学生掌握一般的心理保健知识，培养良好的心理素质。

2. 辅导

在学校专门开辟了一间心理辅导室，方便心理老师与学生一对一地进行沟通，对学生在学习和生活中出现的问题给予及时直接的指导，排除心理困扰。对于极个别有严重心理疾病的学生，及时识别并转介到医学心理诊治部门。

3. 贯穿教学

利用各种途径和方式，如校园广播、主题班会、学校墙报、班级板报等大力宣传心理健康知识，使之深入人心；通过与班主任、教师的沟通交流，及时了解学生心态；利用资料、个别交流等机会，指导家长了解和掌握心理健康教育的方法，使家长注重自身良好心理素质的养成，营造家庭心理健康教育的环境，以家长的理想、追求和行为影响孩子。

心理问题的应对

目前大学生的心理状况让人担忧。心理健康调查结果显示，大学生现已成为心理弱势群体，心理处于不健康或亚健康状态的学生约占五成。就现状看，大学生的精神问题主要表现在自闭、抑郁、焦虑、偏执、强迫、精神分裂等方面。大学生如何才能避免令人担忧的不良心理状况，专家指出可以从 8 个方面着手。

（1）心理行为符合年龄特征：在人的生命发展的不同年龄阶段，都有相对应的不同的心理行为表现，从而形成不同年龄独特的心理行为模式。心理健康的人应具有与同年龄段大多数人相符合的心理行为特征。

（2）人格和谐完整：心理健康的人，人格结构包括气质、能力、性格和理想、信念、动机、兴趣、人生观等各方面能平衡发展，人格在人的整体的精神面貌中能够完整、协调、和谐地表现出来。思考问题的方式是适中和合理的，待人接物能采取恰当灵活的态度，对外界刺激不会有偏颇的情绪和行为反应，能够与社会的步调合拍，能与集体融为一体。

（3）智力正常：智力正常是人正常生活最基本的心理条件。

（4）了解自我，悦纳自我：心理健康的人能体验到自己价值，具有自知之明，即对自己的能力、性格、情绪和优缺点能做出恰当、客观的评价，对自己不会提出苛刻的非分期望与要求；对自己的生活目标和理想也能定得切合实际，因而对自己总是满意的，同时，努力发展自身的潜能、即使对自己无法补救的缺陷，也能安然处之。

（5）接受他人，善与他人相处：心理健康的人往往乐于与他人交往，不仅能接受自我、也能接受他人，悦纳他人，能认可别人存在的重要性作用，他能为他人所理解，为他人和集体所接受，能与他人相互沟通和交往，人际关系协调和谐，在生活小集体中能融为一体，乐群性强，既能在与挚友间相聚之时共欢乐，也能在独处沉思之时而无孤独之感。在与人相处时，积极的态度（如同情、友善、信任、尊敬等）总是多于消极的态度（如猜疑、嫉妒、敌视等），因而在社会生活中是较强的适应能力和较充足的安全感。

（6）热爱生活，乐于参加工作与学习：心理健康的人珍惜热爱生活，积极投身于生活之中，在生活中尽情享受人生的乐趣。在工作中，他们尽可能地发挥自己的个性和聪明才智，并从工作的成果中获得满足和激励，将工作看作是乐趣。把工作中积累的各种有用的信息，知识和技能贮存起来，便于随时提取使用，以解决可能遇到的新问题，能克服各种困难。

（7）心理健康的人能够面对现实、接受现实，并能够主动地去适应现实，进一步地改造现实，而不是逃避现实。既有高于现实的理想，又不会沉湎于不切实际的幻想。他对自己的能力有充分信心，对生活、学习、工作中的各种困难和挑战都能妥善处理。

（8）能协调与控制情绪，心境良好：心理健康的人乐观、愉快、开朗、满意等积极情绪状态总是占据优势，虽然也会有悲、忧、愁、怒等消极的情绪体验，但一般不会长久。他能适当地表达和控制自己的情绪，争取在社会规范允许范围内满足自己的各种需求，对于自己能得到的一切感到满意，心情总是开朗的、乐观的。

结语

打开心结的钥匙（成人册）

医护同心，用爱的双手为心灵护航

“大家快过来，尝尝我们俩的喜糖吧……”一对年轻的新婚夫妇手捧着两大兜子糖果兴高采烈地给大家分着。而吃喜糖的人不是他们的亲人，也不是他们的同志、朋友，而是新娘的“救命恩人”，给了她第二次生命的人——沈阳市精神卫生中心某心理病房的全体医护人员。

新娘的名字叫小维，26岁，是一名银行职员。一年前，因工作压力大，再加上和男朋友分手受刺激而不幸患上了抑郁症。几次服药自杀都被家人发现及时送到医院抢救过来。为此，妈妈办理了停薪留职，专门看着她，即便这样，还是不能控制她自杀的行为。妈妈因为她，心脏病复发，卧床不起，家人几乎绝望了。无奈之下，只好把她送到沈阳市精神卫生中心某心理病房。临走时，她父亲绝望地说：“只要能让她活着，我这把老骨头就满足了。”面对这样的患者家庭，心理病房的医护人员深深知道，此时太多的语言只会显得苍白无力。他们同情地对患者的父亲说：“大爷，您放心，我们不仅要让她活着，而且，更要让她活出尊严。”

小维虽然被送到了医院，但是，自杀的念头仍然没有消减。在她刚刚住院的第二天晚上，她就以上厕所为由，将住院服撕破，企图自缢。值班的护士对她的行为早已高度关注，立即制止了她的不理智行为，并好言相劝，把她扶回病房。小维因自杀未遂，大发脾气，无端地和周围的患者争吵，并将装满热水的水杯向身边一位患者扔去。为了保护患者不受伤，小思护士挡住了水杯，小思的胳膊却被烫出了一串串水泡。

小思护士不但没有生气，还把小维揽在怀里，耐心地开导和安慰她，鼓励她好好活下去，去寻找属于自己的幸福。看着小思胳膊上的水泡，小维的眼睛湿润了，抱着小思护士失声痛哭起来。而这次的眼泪是感动的眼泪，她那冰封已久的心灵被小思护士的爱所融化。

小丹医生为患者完善检查，遵会诊意见迅速开展无抽搐电休克治疗一疗程。之后给予新型抗抑郁剂足量足程巩固治疗，并有计划地开展认知心理治疗和支持性心理治疗，还陆续开展了各种文体训练及康复活动。以后的时间里，心理病房的医护人员知道她家境困难，双亲体弱，主动捐衣捐物。只要有时间，就带她到院内散步，还给她带一些好看的装饰品哄她开心。而她更把医护人员当作自己的亲人，从拒绝治疗变为主动接受治疗。不仅精神症状消失了，身体也变得结实了。

两个月后小维治愈出院，出院的当天，她 60 多岁的父亲感动得热泪盈眶。握着小丹医生和小思护士的手激动地说："原以为精神病院就是个疯子窝，充满阴森、恐怖，我把孩子送来没抱多大希望，没想到，精神卫生中心的医护人员这样好，你们就是小维的救命恩人，你们也是我们全家的救命恩人啊！"小维的父亲送来礼物以表谢意，被医护人员婉言谢绝了，并诚恳地对家属说："这些都是我们应该做的，患者康复是对我们最好的奖赏，我们永远是他们心灵的守护神！"3 天后，小维的父亲带着小维来到医院，千恩万谢，含泪送来锦旗一面，上写："医德传万家，情暖患者心。"

一年后，我们便看到了开头的一幕……目前，小维已经重返工作岗位，还晋升为业务主管。而且，她和爱人已经计划好了，来年要生一个幸福宝宝，取名就叫"希望"。

小维的故事只是众多患者中的一个缩影，在沈阳市精神卫生中心，不知多少次重复着同样的医护合作、守护心灵的故事。圣洁的白衣天使啊，你们像春风一样，吹拂着家属焦急的面颊；你们像阳光一样，温暖着患者康复的心房。你容纳的是无助与失落，你放飞的是希望和欢歌！

如今，沈阳市精神卫生中心的广大医护人员同心协力，紧密配合，以他们精湛的医术、高尚的医德和精心的护理，用爱的双手为心灵护航，让众多家庭幸福重新绽放！

参考文献

[1] 苏林雁 . 儿童精神医学 [M]. 长沙：湖南科学技术出版社，2014.
[2] 茅于燕 . 智力落后儿童早期教育手册 [M]. 成都：四川少年儿童出版社，1992.
[3] 高月梅，张泓 . 幼儿心理学 [M]. 杭州：浙江教育出版社，1993.
[4] 陈文德 . 学习困难儿童指导手册 [M]. 北京：中国少年儿童出版社，1996.
[5] 中华医学会精神科分会 .CCMD-3 中国精神障碍分类与诊断标准 [M].3 版 . 济南：山东科学技术出版社，2001.
[6] 姜乾金 . 医学心理学（七年制规划教育）[M]. 北京：人民卫生出版社，2002.
[7] 刘小红，李兴民 . 儿童行为医学 [M]. 北京：军事医学科学出版社，2003.
[8] 刘瞻培，刘义兰 . 强迫症 [M]. 上海：上海科技教育出版社，2003.
[9] Guy R.L. 孩子们——儿童心理发展 [M].9 版 . 王金志，孟祥芝译 . 北京：北京大学出版社，2004.
[10] Dennis Coon. 心理学导论 [M].2 版 . 郑刚译 . 北京：中国轻工业出版社，2004.
[11] 李慧聆，周联 . 孤独症儿童教育与训练文集 [M]. 北京：北京出版社，1997.
[12] 协康会 . 自闭症儿童训练指南 [M]. 香港：协康会，1997.
[13] 孟昭兰 . 婴儿心理学 [M]. 北京：北京出版社，1998.
[14] 陶国泰，杨晓玲 . 走出孤独的世界——儿童孤独症释疑 [M]. 北京：人民卫生出版社，2000.
[15] 张春兴 . 现代心理学 [M]. 上海：上海人民出版社，2003.
[16] 李雪荣，陈劲梅 . 孤独症诊疗学 [M]. 长沙：中南工业大学出版社，2004.
[17] 陈冰梅，周志明，李雪荣 . 视听统合训练对孤独症儿童注意力与情绪影响的研究 [J]. 中国儿童保健杂志，2012，20（4）：314-316.

[18] 杜亚松 . 儿童心理障碍治疗学 [M]. 上海：上海科学技术出版社，2005.
[19] 黄伟合 . 儿童自闭症及其他发展性障碍的行为干预 [M]. 上海：华东师范大学出版社，2005.
[20] 刘粹，王玉凤，王希林 . 社会技能训练对儿童行为问题的干预研究 [J]. 中国心理卫生杂志，2004，18（9）：603–606.
[21] 郑毅 . 儿童注意缺陷多动障碍防治指南 [M]. 北京：北京大学医学出版社，2007.
[22] 李凌江 . 行为医学 [M].2 版 . 长沙：湖南科学技术出版社，2008.
[23] 刘学兰 . 自闭症儿童的教育与干预 [M]. 广州：暨南大学出版社，2012.
[24] 刘津，王玉凤 . 父母培训对共患对立违抗性障碍的注意缺陷多动障碍的作用 [J]. 北京大学学报（医学版），2007，39（3）：310–314.
[25] 李丹 . 儿童发展心理学 [M]. 上海：华东师范大学出版社，1987.
[26] 朱智贤 . 儿童心理学 [M]. 北京：人民教育出版社，1980.
[27] 吕静 . 儿童行为矫正手册 [M]. 杭州：浙江教育出版社，1992.
[28] 李雪荣主 . 现代儿童精神医学 [M]. 长沙：湖南科学技术出版社，1994.
[29] 陶国泰，郑毅，宋维村 . 儿童少年精神医学 [M].2 版 . 南京：江苏科学技术出版社，2008.
[30] 李力宏 . 青少年心理学 [M].9 版 . 长春：东北师范大学出版社，2000.
[31] 郭亨杰 . 童年期发展心理学 [M]. 南京：南京大学出版社，2000.
[32] 翟德春，李护，朱巧玲，等 . 大学新生适应障碍成因及应对措施 [J]. 沈阳医学院学报，2004，6：185–188.
[33] 陈静，施琪嘉 . 分离和分离性障碍的临床相关问题 [J]. 上海精神医学，2006，18：246–249.
[34] 王余幸，刘筱蔼 . 小学新生适应障碍及预防干预措施 [J]. 中国校医，2007，21：349–351.
[35] 苏林雁 . 儿童癔症 [J]. 中国实用儿科杂志，2007，22：818–820.
[36] 美国费城儿童指导中心 . 儿童与青少年情感健康 [M]. 马春华，薛松奎译 . 北京：中国轻工业出版社，2000.
[37] Eric J.Mash..David A.Wolfe. 儿童异常心理学 [M].2 版 . 孟宪璋译 . 广州：暨南大学出版社，2004.
[38] Douglas A.Riley. 儿童抑郁完全指南 [M]. 关胜渝译 . 汕头：汕头大学出版社，2004.
[39] Michael Gelder，Richard Mayou，pHilip Cowen. 牛津精神病学教科书 [M]. 刘协和，

袁德基译 . 成都：四川大学出版社，2004.
[40] Albert J.Bernstein. 情绪管理 [M]. 范蕾等译 . 北京：中国水利水电出版社，2005.
[41] 汪乃铭，钱峰 . 学前心理学 [M]. 上海：复旦大学出版社，2005.
[42] 杜亚松 . 儿童心理障碍治疗学 [M]. 上海：上海科学技术出版社，2005.
[43] 沈渔邨 . 精神病学 [M].5 版 . 北京：人民卫生出版社，2009.
[44] 姜乾金 . 医学心理学 [M]. 北京：人民卫生出版社，2005.
[45] 陈洪波，杨志伟，唐效兰 . 阅读障碍儿童的认知能力 [J]. 中国心理卫生杂志，2002，16（1）：49–54.
[46] Martin Herbert. 心理育儿 [M]. 王金立，武跃国译 . 北京：北京大学出版社，2006.
[47] Carole Wade，Carol Tavris. 心理学的邀请 [M].3 版 . 白学军译 . 北京：北京大学出版社，2006.
[48] 中华医学会 . 临床诊疗指南精神病学分册 [M]. 北京：人民卫生出版社，2006.
[49] 唐健主编 . 情绪行为异常儿童教育 [M]. 天津：天津教育出版社，2007.
[50] 王祖承，肖泽萍，陈圣祺 . 名医会诊·强迫症 [M]. 上海：上海文化出版社，2008.
[51] Perrin EC，Newacheck P，Pless IB，et al.Issue involved in the definition and classification of chronic hedlth condition [J].J Pediatrics，1993，91：787–793.
[52] Newacheck PW，Stoddard JJ.Prevalence and impact of multiple childhoods chronic illness [J].J Pediatr，1994，124：40–48.
[53] 戴震威 . 预防接种中群体性癔症样反应诱发因素的探讨 [J] 中国计划免疫，2004，10：185–187.
[54] 杨志伟，龚耀先 . 汉语阅读技能诊断测验（CRSDT）的初步编制 [J]. 中国临床心理学杂志，1997，5（3）：158–163.
[55] 姜乾金 . 医学心理学 [M].5 版 . 北京：人民卫生出版社，2006.
[56] 吴永刚，苏见知，何建军，等 . 儿童汉语阅读障碍的脑血流与阅读技能研究 [J]. 中华核医学杂志，2002，22（1）：9–11.
[57] 何胜昔，尹文刚，杨志伟 . 发展性阅读障碍视听觉整合的事件相关电位研究 [J]. 中国行为医学科学杂志，2006，15（3）：242–244.
[58] 胥兴春 . 数学学习困难及其心理分析 [J]. 中国特殊教育，2003，3：529–551.
[59] 张怀英，吴汉荣 . 发展性计算障碍儿童数学能力特征分析 [J]. 医学与社会，2009，22（8）：70–71.
[60] 杨志伟，李雪荣 . 阅读障碍儿童神经发育异常与临床评定方法的初步研究 [J]. 中华

精神科杂志，1999，32（1）：50–52.

[61] 李丽，吴汉荣．中国小学生基本数学能力测试量表常模的建立 [J]. 中国学校卫生，2004，25（5）：532–534.

[62] 孙金荣，程灶火，刘新民．儿童数学障碍的认知神经心理特征 [J]. 中国行为医学科学，2005，14（12）：1136–1138.

[63] 郑毅．儿童青少年精神医学新进展 [M]. 北京：中国协和医科大学出版社，2010.

[64] 程宇航，郑毅，王力芳，等．抽动秽语综合征的多巴胺 D4 受体基因多态性分析 [J]. 中华检验医学杂志，2003，26（1）：40–41.

[65] 程宇航，何凡，郑毅 .Tourette 综合征患者血清脑源性神经营养因子表达水平对照研究 [J]. 精神医学杂志，2010，23（4）：248–249.

[66] 刘寰忠，郑毅，崔永华．抽动秽语综合征患者血清免疫球蛋白、c– 反应蛋白测试的对照研究 [J]. 安徽医学，2005，26（3）：170–172.

[67] 朱焱，王凯，张纪水，等．长沙市一所小学和中学 6 ~ 15 岁学龄儿童抽动障碍现状调查 [J]. 中国心理卫生杂志，2003，17（6）：363–366.

[68] 刘永翼，郑毅，韩书文，等．北京市大兴区学龄儿童抽动障碍相关危险因素的病例对照研究 [J]. 中国心理卫生杂志，2010，24（1）：47–50.

[69] 张海艳，刘长云，王永芹 .Tourette 综合征发生的危险因素分析 [J]. 中国当代儿科杂志，2012，14（6）：426–430.

[70] 郑毅．关注注意缺陷多动障碍的共患病 [J]. 中华儿科杂志，2010，48（5）：325–328.

[71] 杨建红，党卫民，郑毅．共患其他精神障碍的 Tourette 综合征患儿的父母养育方式 [J]. 中国心理卫生杂志，2011，25（9）：673–678.

[72] 钟佑泉，周文智，胡文广，等．可乐定透皮贴剂治疗儿童抽动障碍的随机双盲对照研究 [J]. 中华儿科杂志，2007，45（10）：785–787.

[73] 郑毅，梁玉竹，杨建虹，等．丙戊酸钠合并氟哌啶醇治疗难治性 TS[J]. 中华精神科杂志，2001，34：83–85.

[74] 崔永华，郑毅，刘寰忠．难治性抽动秽语综合征的临床特点 [J]. 上海精神医学，2005，17（1）：13–17.

[75] 杨志伟，龚耀先，李雪荣．汉语儿童阅读障碍的临床评定与分型研究 [J]. 中国临床心理学杂志，1998，6（3）：136–139.

[76] 崔永华，郑毅．影响利培酮治疗 Tourette 综合征疗效的多因素分析 [J]. 中华精神科

杂志，2006，39（2）：98–101.

[77] Garry L Landreth. 游戏治疗：建立关系的艺术 [M]. 高淑贞译 . 台北：桂冠图书股份有限公司，1994.

[78] 杜亚松 . 儿童心理卫生保健 [M]. 上海：上海科学技术文献出版社，1999.

[79] Eliana Gil. 游戏在家庭治疗中的应用 [M]. 卓纹君，蔡瑞峰译 . 台北：心理出版社，1999.

[80] 马丽庄 . 青少年与家庭治疗 [M]. 台北：五南图书出版公司，2002.

[81] Jo Ellen Patterson，Lee Williams，Claudia Grauf–Grounds，等 . 家庭治疗技术 [M]. 方晓义译 . 北京：中国轻工业出版社，2004.

[82] 杜亚松 . 儿童心理障碍治疗学 [M]. 上海：上海科学技术出版社，2005.

[83] Cathy A Malchiodi. 儿童绘画与心理治疗 [M]. 李甦，李晓庆译 . 北京：中国轻工出版社，2005.

[84] 杨志伟 . 学习障碍的临床诊断与评估 [J]. 中国临床心理学杂志，1999，7（3）：191–193.

[85] Irene Goldenberg，Herbert Goldenberg. 家庭治疗概念 . 李正云译 . 西安：陕西师范大学出版社，2005.

[86] 杜亚松 . 青少年心理障碍咨询与治疗 [M]. 北京：北京大学医学出版社，2008.

[87] 王晓平 . 学习障碍儿童的写作表现与教学策略研究述评 [J]. 中国特殊教育，2008，11：65.

[88] 王磊，于得澧，原庆辉，等 . 哈尔滨市 120 名学习障碍儿童训练效果分析 [J]. 中国初级卫生保健；2004，3：25.

[89] 钟文娟，程清洲 . 学习障碍儿童筛分及其影响因素的研究 [J]. 右江民族医学院学报，2004，5：65.

[90] 王淑玉，赵丽，王岩，等 . 学习障碍儿童的认知及行为特征 [J]. 中国临床康复，2005，8：25.

[91] 程灶火，龚耀先 . 学习障碍儿童记忆的比较研究 Ⅱ . 学习障碍儿童的长时记忆功能 [J]. 中国临床心理学杂志，1998，4：66.

[92] 周世杰，杨娟，张拉艳，等 . 学习障碍儿童的工作记忆研究 [J]. 中国临床心理学杂志，2006，2：25.

[93] 季卫东，李宁，李煜，等 . 不同类型学习障碍儿童认知功能和行为问题关系研究 [J]. 中国学校卫生 .2005，4：36.

[94] 何淑荣，马俊国 . 学习障碍儿童神经心理特征研究 [J]. 医学信息，2008，9：68.
[95] 静进 . 中国学习障碍儿童神经心理特征系列研究 [J]. 中山医科大学学报，2000，2：72.
[96] 杜高明 . 对学习障碍儿童干预训练措施发展趋势的思考 [J]. 职业时空，2007，21：72.
[97] Dallos R, Draper R. 家庭疗法 [M]. 戴俊毅，屠筱青译 . 上海：上海社会科学院出版社，2012.
[98] 郭兰婷 . 儿童少年精神病学 [M]. 北京：人民卫生出版社，2009.
[99] 美国精神医学学会 . 精神障碍诊断与统计手册 [M].5 版 . 张道龙译 . 北京：北京大学出版社，2015.
[100] 苏林雁 . 多动症儿童的科学教养 [M]. 北京：人民卫生出版社，2008.
[101] 李丹 . 儿童发展 [M].7 版 . 上海：华东师范大学出版社，1984.
[102] 世界卫生组织 .ICD-10 精神与行为障碍分类 [M]. 范肖冬译 . 北京：人民卫生出版社，1993.
[103] 蔡焯基 . 抑郁症——基础与临床 [M]. 北京：科学出版社，2001.
[104] 郝伟 . 精神病学 [M]. 北京：人民卫生出版社，2013.

